看護学生のための
薬理学
ワークブック

Work Book

食見忠弘　島根大学名誉教授

医学書院

著者略歴
食見忠弘 (しきみ　ただひろ)
島根大学名誉教授, 薬学博士

1970年, 大阪大学大学院薬学研究科博士課程修了後, 京都薬科大学専任講師(薬理学講座), 留学(米国コーネル大学医学部神経科神経生物学研究室), 京都薬科大学助教授(薬理学講座), 島根医科大学助教授(薬理学講座), 文部省在外研究員(米国コーネル大学医学部分子神経生物学研究室),島根医科大学教授(基礎看護学講座), 島根大学医学部教授(基礎看護学講座)を経て, 2006年, 島根大学名誉教授(現在にいたる)。

看護学生のための 薬理学ワークブック

発　　行　2012年8月1日　第1版第1刷Ⓒ
　　　　　2022年12月1日　第1版第7刷
著　　者　食見忠弘
発行者　株式会社　医学書院
　　　　　代表取締役　金原　俊
　　　　　〒113-8719　東京都文京区本郷 1-28-23
　　　　　電話　03-3817-5600(社内案内)
　　　　　　　　03-3817-5657(販　売　部)
印刷・製本　アイワード

本書の複製権・翻訳権・上映権・譲渡権・貸与権・公衆送信権(送信可能化権を含む)は株式会社医学書院が保有します.

ISBN978-4-260-01392-5

本書を無断で複製する行為(複写, スキャン, デジタルデータ化など)は,「私的使用のための複製」など著作権法上の限られた例外を除き禁じられています. 大学, 病院, 診療所, 企業などにおいて, 業務上使用する目的(診療, 研究活動を含む)で上記の行為を行うことは, その使用範囲が内部的であっても, 私的使用には該当せず, 違法です. また私的使用に該当する場合であっても, 代行業者等の第三者に依頼して上記の行為を行うことは違法となります.

JCOPY 〈出版者著作権管理機構 委託出版物〉
本書の無断複製は著作権法上での例外を除き禁じられています. 複製される場合は, そのつど事前に, 出版者著作権管理機構(電話 03-5244-5088, FAX 03-5244-5089, info@jcopy.or.jp)の許諾を得てください.

本書のねらい

はじめに

　薬理学は，看護教育において専門基礎分野の1つに位置づけられている重要な学問です。その講義は，薬物と生体との相互作用によって生じるさまざまな現象およびその機構について学習し，薬物による疾病予防および治療の理論的な基礎を理解するために行われています。しかし一方，薬理学は覚えなければならないことも多く，苦手意識を持つ方もいるでしょう。

　本書は，日々の講義で学んだ薬理学の知識を確実なものとし，理解を深めることを目的にしています。そのため，本書の構成は教科書に沿った構成とし，薬理学総論では適正かつ効果的な薬物療法の理解に必要な事項を説明し，薬理学各論では主要かつ基本的な薬物をとりあげて，臨床で行われる薬物療法の理論的な基礎を理解できるようにしています。

　各章の本文は，重要な箇所が空欄もしくは2つの語句の並列表記になっています。適切な語句を書き込んだり，選択肢を選んで文章を完成させることによって，知識を確実なものとして理解が深まるほか，完成された本文は薬理学の参考書としても活用できるようになっています。

　各章の章末には演習を記載しています。演習では，本文の記述と関連した内容をとりあげた問題が，看護師国家試験と同じ形式で記載されています。演習に取り組むことは国家試験対策となるだけでなく，各問題の解説を読むことによって，関連する本文の内容の理解を深めることにもつながります。

　薬物療法の薬理学的な基礎を理解するためには，解剖学や生理学，生化学，病理学の知識が必要です。本書の問題を解くうえで分からないことがあれば，これらの教科のテキストをひもといてください。まわり道のように思われるかも知れませんが，より深く薬理学を理解できることと思います。

　本書の出版にあたり，「(系統看護学講座)薬理学」(医学書院)にある図表の転載や改変を快く許していただいた著者の先生方，医学書院看護出版部の皆様に厚くお礼を申し上げます。

　本書が看護を志す皆様の学習に役だつことを願っています。

2012年5月

著者

本書の使い方

本文や図表には，空欄や2つの語句から選択する箇所を設けています。適切な語句を書き込んだり，選択肢を選んで文章を完成させて，重要な項目を覚えましょう。さらに，余白部分にメモなどを書き込んで，自分だけの参考書をつくりましょう。

また，各章の章末には，演習として，学習内容に関連する問題を看護師国家試験形式で記載しています。国家試験に向けて繰り返し問題を解くほか，別冊解答の解説を読んで正答を導くための考え方を理解しましょう。

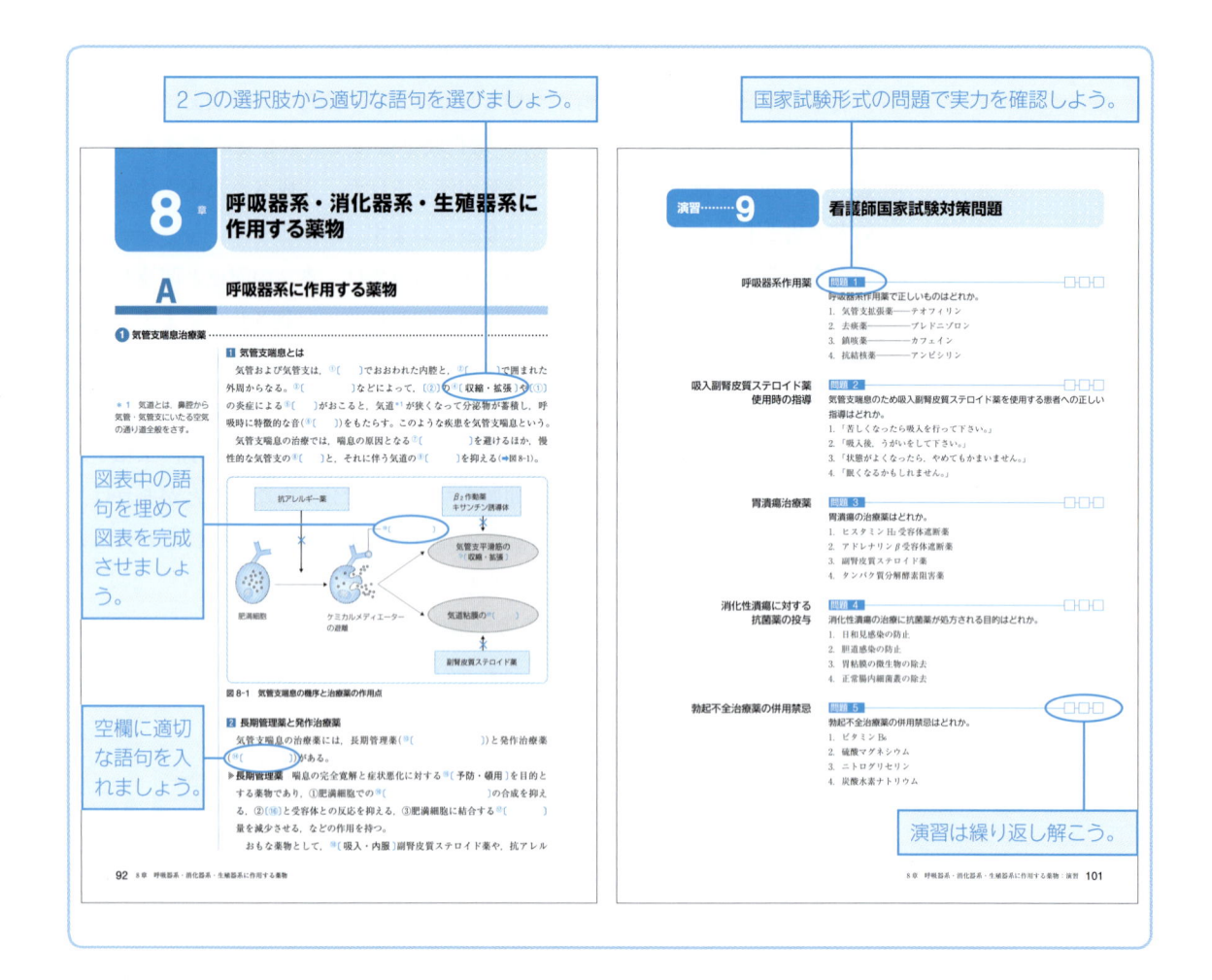

2 本書のねらい

目次

I部 薬理学総論

A 薬物治療の基礎知識 — 2
❶薬物を用いる目的 2
❷医薬品の分類 2
❸医薬品情報 2
❹薬物の主作用と副作用 2
❺薬物治療における看護師の役割 2

B 医薬品が作用するメカニズム — 3
❶薬の作用点 3
　1 受容体 3
　2 イオンチャネル・イオンポンプ・トランスポーター 4
　3 その他 4
❷薬の投与経路 4
　1 薬物の投与経路と特徴 5
　2 投与経路による違い 6
　3 投与経路と血中濃度 6

C 薬物の体内動態 — 7
❶吸収 7
❷分布 7
❸代謝 7
❹排泄 8
❺生物学的半減期 8
❻治療薬物モニタリング 8

D 薬効に影響を与える因子 — 8
❶年齢 8
　1 小児 8
　2 高齢者 9
❷遺伝的な薬効のばらつき 9
❸薬の連用による薬効の低下 10
❹薬の連用による障害 10
❺薬物の相互作用 10

E 有益性と有害性 — 11
❶治療係数 11
❷悪性腫瘍に対する薬物療法 12
❸妊婦に対する薬物療法 12
❹授乳期における薬物療法 12
❺有害作用発現機序 13
　1 薬物そのものの性質による場合 13
　2 薬物の使い方による場合 13
　3 患者のからだの状態による場合 14

F 薬の管理と治験 — 14
❶薬の分類と取り扱い 14
　1 毒薬,劇薬,処方せん医薬品 14
　2 麻薬 14
　3 向精神薬,覚せい剤,大麻 14
❷新薬の誕生と臨床試験 15
　1 臨床試験での倫理的規範 15
　2 臨床試験の方法 15
　3 第4相試験 15
◎演習1:看護師国家試験対策問題 16

II部 薬理学各論

1章 抗感染症薬

A 感染症治療に関する基礎事項 — 22
❶抗菌薬の効果の選択性 22
❷抗菌薬の効果の範囲 23
❸ MIC と MBC 23
❹抗菌薬の特徴による分類 23
❺抗菌薬の種類による組織への移行・分布 23
❻抗菌薬の長期使用による害 24

B 抗菌薬各論 — 24
❶βラクタム系抗菌薬 24
　1 ペニシリン系 24
　2 セフェム系 25
　3 セフェム系類縁化合物 25
❷アミノグリコシド系抗菌薬 25
❸テトラサイクリン系抗菌薬 26
❹マクロライド系抗菌薬 26
❺その他の抗菌薬 26
❻合成抗菌薬 27
　1 キノロン系抗菌薬 27

2　サルファ剤　　　　　　　　　　27
C　特殊な感染症の治療薬　　　　　　　　27
　❶抗結核薬　　　　　　　　　　　　　27
　❷抗真菌薬　　　　　　　　　　　　　27
　❸抗ウイルス薬　　　　　　　　　　　28
　　1　抗ウイルス薬の作用点　　　　　28
　　2　おもな抗ウイルス薬　　　　　　28
　　◎演習2：看護師国家試験対策問題　　30

2章　抗がん薬

A　がん治療に関する基礎事項　　　　　　32
　❶抗がん作用のしくみ　　　　　　　　32
　　1　細胞周期特異性　　　　　　　　32
　❷がんの化学療法の困難性　　　　　　33
　　1　薬剤耐性　　　　　　　　　　　33
　　2　対数（ログ）殺傷　　　　　　　33
　　3　複数の抗がん薬の併用　　　　　33
B　抗がん薬各論　　　　　　　　　　　　33
　❶抗がん薬が作用するメカニズム　　　33
　❷抗がん薬の有害作用　　　　　　　　35
　　◎演習3：看護師国家試験対策問題　　36

3章　免疫治療薬

A　免疫系とは　　　　　　　　　　　　　38
　　1　免疫系の異常による疾患　　　　38
　　2　獲得時期の違いによる免疫系の
　　　　分類　　　　　　　　　　　　　38
B　免疫反応のしくみ　　　　　　　　　　38
　❶T細胞が中心となる免疫機構　　　　38
　❷B細胞が中心となる免疫機構　　　　39
C　免疫治療薬各論　　　　　　　　　　　39
　❶免疫抑制薬　　　　　　　　　　　　39
　❷免疫増強薬・予防接種薬　　　　　　40
　　1　免疫増強薬　　　　　　　　　　40
　　2　予防接種薬　　　　　　　　　　40
　　◎演習4：看護師国家試験対策問題　　41

4章　抗アレルギー薬・抗炎症薬

A　抗ヒスタミン薬・抗アレルギー薬　　　42
　❶アレルギーとは　　　　　　　　　　42

　❷アレルギーのメカニズムと
　　抗アレルギー薬の作用点　　　　　　42
　　1　即時型（Ⅰ型）アレルギー反応　　42
　　2　遅延型（Ⅳ型）アレルギー反応　　42
　❸抗ヒスタミン薬　　　　　　　　　　43
　　1　H_1遮断薬（抗ヒスタミン薬）　　43
　　2　H_2遮断薬　　　　　　　　　　　43
　❹抗アレルギー薬　　　　　　　　　　43
　　1　メディエーターの産生や遊離を
　　　　抑制する薬物　　　　　　　　　43
　　2　IgE抗体産生を抑制し，
　　　　アレルギー反応を軽減する薬物　43
B　抗炎症薬　　　　　　　　　　　　　　44
　❶炎症とは　　　　　　　　　　　　　44
　　1　炎症のメカニズムと抗炎症薬の
　　　　作用点　　　　　　　　　　　　44
　　2　プロスタグランジンの生理機能　44
　❷非ステロイド性抗炎症薬（NSAIDs）　45
　　1　酸性抗炎症薬　　　　　　　　　45
　　2　塩基性抗炎症薬　　　　　　　　45
　　3　解熱・鎮痛薬　　　　　　　　　45
　❸ステロイド性抗炎症薬　　　　　　　45
　　1　副腎皮質ステロイド薬　　　　　45
C　関節リウマチ・痛風・片頭痛治療薬　　46
　❶関節リウマチ治療薬　　　　　　　　46
　　1　抗リウマチ薬（DMARDs）　　　46
　　2　生物学的製剤（分子標的薬）　　46
　❷痛風・高尿酸血症治療薬　　　　　　46
　　1　痛風発作治療薬　　　　　　　　47
　　2　高尿酸血症治療薬　　　　　　　47
　❸片頭痛治療薬　　　　　　　　　　　47
　　1　急性期治療薬　　　　　　　　　47
　　2　予防薬　　　　　　　　　　　　47
　　◎演習5：看護師国家試験対策問題　　48

5章　末梢での神経活動に作用する薬物

A　神経による情報伝達　　　　　　　　　50
　❶末梢神経系の分類　　　　　　　　　50
　❷末梢神経系ではたらく神経伝達物質　50
　❸神経伝達物質の作用と代謝　　　　　50

B 自律神経系と薬の作用 — 51
❶ 神経伝達物質の受容体 51
C 交感神経作用薬 — 52
❶ アドレナリン作動薬 52
 ① アドレナリン作動薬の分類 52
 ② アドレナリン作動薬の応用例 53
❷ 抗アドレナリン作動薬 53
 ① α（受容体）遮断薬 53
 ② β（受容体）遮断薬 53
 ③ β 遮断薬の有害作用 54
 ④ ニューロン遮断薬 54
D 副交感神経作用薬 — 54
❶ コリン作動薬 54
 ① アセチルコリンの薬理作用 54
 ② おもなコリン作動薬 54
❷ 抗コリン作動薬 55
 ① 抗コリン作動薬の薬理作用 55
 ② おもな抗コリン作動薬 55
 ③ 抗コリン作動薬の有害作用 55
E 筋弛緩薬・局所麻酔薬 — 55
❶ 筋弛緩薬 55
 ① 神経-筋接合部遮断薬 55
 ② 筋直接性筋弛緩薬 56
 ③ 中枢性筋弛緩薬 56
❷ 局所麻酔薬 56
◎演習6：看護師国家試験対策問題 57

6章 中枢神経系に作用する薬物

A 中枢神経系のはたらきと薬物 — 58
B 全身麻酔薬 — 58
❶ 全身麻酔とは 58
 ① 全身麻酔の目的 58
 ② 麻酔の深さ 58
 ③ 全身麻酔薬の作用機序 58
❷ 全身麻酔の前後の処置 59
❸ 吸入麻酔薬 59
❹ 静脈麻酔薬 59
C 催眠薬・抗不安薬 — 60
❶ 睡眠の生理 60
❷ GABA 受容体 60

❸ 催眠薬 60
 ① 催眠薬の種類 60
 ② 催眠薬の使用上の注意点 61
❹ 抗不安薬 61
D 抗精神病薬 — 62
❶ 統合失調症とは 62
❷ 抗精神病薬の種類 62
❸ 抗精神病薬の有害作用 63
E 抗うつ薬 — 63
❶ うつ病とは 63
❷ うつ状態に対して用いられる薬 63
 ① 抗うつ薬の種類 64
 ② 抗うつ薬の有害作用 64
❸ 躁状態に対して用いられる薬 64
F パーキンソン症候群治療薬 — 65
❶ パーキンソン症候群とは 65
❷ パーキンソン症候群治療薬 65
G 抗てんかん薬 — 66
❶ てんかんとは 66
❷ 抗てんかん薬 66
H 麻薬性鎮痛薬 — 67
❶ 痛みのメカニズムと麻薬性鎮痛薬の特徴 67
❷ 生体内における麻薬性鎮痛薬の類似物質 67
❸ 麻薬性鎮痛薬の種類 68
 ① アヘンアルカロイド 68
 ② 合成麻薬・合成鎮痛薬 68
 ③ 麻薬拮抗性呼吸促進薬 69
❹ がん患者に対する麻薬性鎮痛薬の応用 69
◎演習7：看護師国家試験対策問題 70

7章 循環器系作用薬

A 抗高血圧薬 — 74
❶ 高血圧とは 74
❷ 抗高血圧薬の作用と種類 74
 ① ACE 阻害薬・ARB 74
 ② α_1 遮断薬 75
 ③ β 遮断薬 75
 ④ カルシウム拮抗薬 76

⑤ 利尿薬	76	
❸高齢者に対する高血圧治療	76	

B 狭心症治療薬 — 76
❶狭心症とは 76
❷硝酸薬 77
❸カルシウム拮抗薬 77
❹β遮断薬 78
❺カリウムチャネル開口薬 78

C うっ血性心不全治療薬 — 78
❶うっ血性心不全とは 78
❷ジギタリス 78
❸選択的β₁作動薬・
ホスホジエステラーゼⅢ阻害薬 79
❹利尿薬・ACE阻害薬 79

D 抗不整脈薬 — 79
❶不整脈とは 79
　① 不整脈の分類 79
　② 心筋細胞の電気活動 80
❷抗不整脈薬の種類 80
　① ボーン・ウイリアムズ分類 80

E 利尿薬 — 81
❶腎臓の利尿機構 81
❷利尿薬の種類 81
　① 炭酸脱水酵素阻害薬 81
　② ループ利尿薬 82
　③ チアジド系利尿薬 82
　④ カリウム保持性利尿薬 82
　⑤ 浸透圧利尿薬 83

F 脂質異常症治療薬 — 83
❶脂質異常症とは 83
❷脂質異常症治療薬 84

G 血液に作用する薬物 — 84
❶貧血治療薬 84
　① 鉄欠乏性貧血 84
　② 巨赤芽球性貧血（悪性貧血） 84
　③ 溶血性貧血 85
❷造血因子 85
❸血液悪性腫瘍治療薬 85
　① 急性白血病 85
　② 慢性白血病 85

　③ 悪性リンパ腫 85
❹抗血液凝固薬 86
　① 血液凝固のしくみ 86
　② 抗凝固薬の種類 86
❺血栓溶解薬 87
❻抗血小板薬 87
❼止血薬 88
◎演習8：看護師国家試験対策問題 89

8章　呼吸器系・消化器系・生殖器系に作用する薬物

A 呼吸器系に作用する薬物 — 92
❶気管支喘息治療薬 92
　① 気管支喘息とは 92
　② 長期管理薬と発作治療薬 92
　③ おもな気管支治療薬 93
❷鎮咳薬 93
❸去痰薬 94
❹呼吸促進薬 94

B 消化器系に作用する薬物 — 94
❶消化性潰瘍治療薬 94
　① 消化性潰瘍とは 94
　② 胃酸分泌抑制薬 95
　③ 胃粘膜保護薬 95
　④ ヘリコバクター・ピロリ駆除薬 96
❷健胃・消化薬と消化管運動促進薬 96
❸制吐薬 96
❹下剤と止痢薬 97
　① 下剤 97
　② 止痢薬 97
❺潰瘍性大腸炎治療薬 98
❻駆虫薬 98

C 生殖器系に作用する薬物 — 98
❶性ホルモン 98
　① 女性ホルモン 98
　② 男性ホルモン 98
　③ 両性混合ホルモン 99
　④ タンパク質同化ホルモン 99
❷子宮収縮薬 99
❸生活改善薬 99
　① 経口避妊薬 99

- 2 排卵誘発薬　100
- 3 勃起不全治療薬　100
- 4 前立腺肥大治療薬　100
- 5 尿失禁治療薬　100
- ◎演習9：看護師国家試験対策問題　101

9章 物質代謝に作用する薬物

A ホルモンおよびホルモン拮抗薬　102
- ❶糖尿病治療薬　102
  - 1 インスリン　102
  - 2 経口血糖降下薬　103
  - 3 糖尿病合併症改善薬　104
- ❷甲状腺疾患治療薬　104
  - 1 甲状腺機能低下症治療薬　104
  - 2 甲状腺機能亢進症治療薬　104
- ❸下垂体ホルモン　104
  - 1 下垂体前葉ホルモン　104
  - 2 下垂体後葉ホルモン　105
- ❹骨粗鬆症治療薬　105

B 治療薬としてのビタミン　106
- ❶脂溶性ビタミン　106
- ❷水溶性ビタミン　107
- ◎演習10：看護師国家試験対策問題　109

10章 皮膚科用薬・眼科用薬・救急時使用薬・漢方薬

A 皮膚科用薬　110
- ❶皮膚科用薬の特徴　110
  - 1 基剤　110
  - 2 投与方法　110
- ❷皮膚科用薬の種類　111
  - 1 副腎皮質ステロイド外用薬　111
  - 2 感染症に使用する薬物　111
  - 3 褥瘡の治療に使用する薬物　111

B 眼科用薬　111
- ❶眼科用薬の特徴　111
  - 1 眼の構造と薬物の吸収　111
  - 2 点眼のポイント　111
- ❷眼科用薬の種類　112
  - 1 抗感染症薬　112
  - 2 抗炎症薬　112

- 3 抗アレルギー薬　112
- 4 抗緑内障薬　113
- 5 調節麻痺・散瞳薬　113
- 6 抗白内障薬　114

C 救急時使用薬　114
- ❶救急蘇生のABC　114
- ❷救急時使用薬　114
- ❸救急・急変時の症候に対して用いられる薬物　115
  - 1 ショックに用いられる薬物　115
  - 2 けいれんに用いられる薬物　115
  - 3 呼吸困難に用いられる薬物　115
  - 4 昏睡に用いられる薬物　115
  - 5 心機能障害に用いられる薬物　116
- ❹急性中毒に対する処置　116
  - 1 薬物中毒　116
  - 2 食中毒　116
  - 3 ガス中毒　116

D 漢方薬　118
- ❶漢方薬の特徴　118
  - 1 漢方における診断・治療　118
  - 2 方剤　119
- ❷漢方薬の副作用　119
- ◎演習11：看護師国家試験対策問題　120

11章 消毒薬

A 消毒と滅菌　122

B 消毒薬の種類と応用　122
- ❶低水準消毒薬　122
- ❷中水準消毒薬　123
- ❸高水準消毒薬　123

C 消毒薬の取り扱い　124
- ❶消毒薬使用時の注意事項　124
- ◎演習12：看護師国家試験対策問題　125

付録　薬理学に関連する略語　126
索引　128

I 部

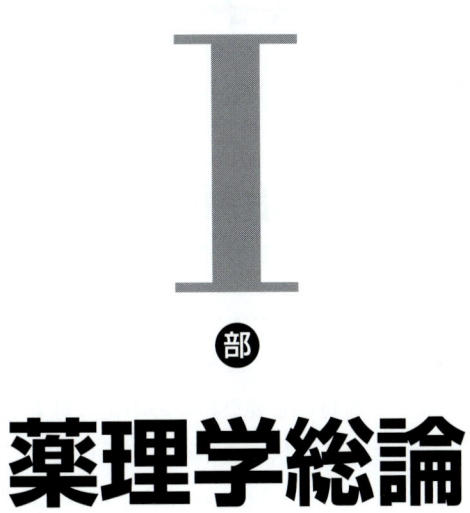

薬理学総論

I部 薬理学総論

A 薬物治療の基礎知識

① 薬物を用いる目的

薬物は，①病気の原因の除去を目的とした①〔　　　　〕，②からだの機能維持に必要な物質の不足に対する補充を目的とした②〔　　　　〕，③病気による症状の緩和を目的とした③〔　　　　〕，④あらかじめ疾病に備える④〔　　　　〕などのために用いられる。

② 医薬品の分類

医薬品は，①医師の処方が必要な⑤〔　　　　〕，②一般の人々が自由に薬局・薬店などで購入できる⑥〔　　　　〕に分けられる。

③ 医薬品情報

医薬品の⑦〔　　　　〕には，その薬品の包装，用量，適応症，作用機序，薬物相互作用，副作用などの医薬品情報が記載されており，適切な薬物療法を行ううえで重要である。看護師にとって，患者にどのような薬が与えられているのかを知ることは，可能性がある副作用の早期発見のためにも重要である。

④ 薬物の主作用と副作用

薬物はきわめて微量でからだの構造や機能に影響を与える。薬のこの性質を利用することにより，疾病の診断，治療や予防が行われる。

薬物は治療に役だつ作用である⑧〔　　　　〕のほかに，副次的な作用である⑨〔　　　　〕を持つ。副作用のなかには治療に有害となる作用である⑩〔　　　　〕もある。理想的な薬物療法は，〔⑧〕をうまく引き出しつつ，〔⑩〕を最小限にとどめられる療法である。

⑤ 薬物治療における看護師の役割

適正かつ効果的な薬物治療を行うためには，医師・薬剤師・看護師の協働が必要である。①医師と看護師では患者情報（病状・治療内容・副作用），②薬剤師と看護師では副作用情報・投薬の工夫など，③医師と薬剤師間では処方せん情報・薬品情報が共有される。

一方，患者に対して，看護師は次のような役割が求められる。

▶**治療効果の確認**　患者の病態の正確な把握や処方薬のはたらき・特徴の理解が必要である。

▶**与薬介助**　介助にあたって必要な5つの確認事項(5R)がある。

(1) Right Patient：患者を取り違えてはいないか。

*1 食前とは食事の30分～1時間前，食後とは食直後の30分までの間，食間とは食事後2～2.5時間をいう。

*2 薬が効果を発現するための血中濃度の範囲

(2) Right Drug：投与する薬に間違いはないか。
(3) Right Dose：内服薬の用量や点滴注射の滴下量は正しいか。
(4) Right Time：投薬する時間(食前・食後*1 など)に誤りはないか。
(5) Right Route：投与方法(皮下注，静注，点滴など)に誤りはないか。

▶**副作用や有害作用の発見と防止**　とくに副作用や有害作用の発見と防止において注意すべき患者は，①治療域*2 の⑪〔広い・狭い〕薬を用いられている患者，②アレルギー素因のある患者，③肝臓や腎臓に疾患を持つ患者，④多くの薬物が同時に用いられている⑫〔　　　　　〕，などである。

▶**服薬に関する患者指導**　①治療内容に基づく薬の必要性の理解，②服薬方法の理解，③副作用の理解，④服薬上の注意事項の理解，⑤医師へ相談することの指導(とくに妊娠の可能性や，肝臓・腎臓・消化器などの病気がある場合は処方薬の変更や中止が必要となる)などがある。

▶**家族への治療内容の説明と患者支援**　治療には家族の協力は欠かせない。また，治療における患者支援はもとより家族への思いやりも求められる。

B　医薬品が作用するメカニズム

1 薬の作用点

1 受容体

受容体はタンパク質や糖タンパク質で構成された高分子複合体である。神経伝達物質やホルモン，サイトカインなどが①〔　　　〕細胞に結合すると，細胞内でその受容体に特徴的な信号伝達や細胞応答がおこり，さまざまな生理機能を示す。受容体と結合して細胞応答をおこす薬を②〔　　　　〕*3，受容体と結合して本来の信号伝達や生理機能を阻害する薬を③〔　　　　〕*4 という。

また，受容体には細胞内に存在するものと細胞膜に存在するものがある。④〔　　　　〕ホルモンやビタミンDなどは⑤〔　　　　〕の受容体と結合するが，多くの薬は⑥〔　　　　〕の受容体と結合して効果を発現する。さらに，薬

*3 刺激薬またはアゴニストともいう。

*4 ブロッカー，拮抗薬またはアンタゴニストともいう。

表I-1　受容体を作用点とする薬物の例

受容体	薬物の例
アセチルコリン受容体(ムスカリン，ニコチン)	コリン作動薬，競合的筋弛緩薬
アドレナリン受容体(α_1, α_2, β_1, β_2)	アドレナリン作動薬，β受容体遮断薬
ドパミン受容体	抗精神病薬
ヒスタミン受容体(H_1, H_2)	H_1受容体遮断薬，H_2受容体遮断薬
オピオイド受容体	麻薬性鎮痛薬
アンギオテンシン受容体	アンギオテンシンII受容体拮抗薬
GABA受容体	ベンゾジアゼピン系薬物

物の効果は，結合する受容体が分布する組織や器官の機能によっても異なる。

2 イオンチャネル・イオンポンプ・トランスポーター

イオンチャネルは細胞膜を貫通するタンパク質複合体である。親水性の小孔（チャネル）を開閉し，細胞膜内外の電気化学的勾配（電位差と濃度差）にしたがって特定の⑦〔　　　〕を通過させる。一方，イオンポンプは ATP の加水分解反応と共役して，特定の〔⑦〕を電気化学的勾配に⑧〔　　　〕輸送する。また，トランスポーター（運搬体）は特定の物質と⑨〔　　　〕して膜の内外へ移動させる。これらの複合体を作用点とする薬は，〔⑦〕や特定の物質の移動を調整し，細胞内での濃度を調整することによって効果を発現する。

表 I-2 イオンチャネル，ポンプ，トランスポーターを作用点とする薬物の例

作用点		薬物の例
チャネル	ナトリウムチャネル	全身麻酔薬，トリアムテレン（利尿薬）
	カルシウムチャネル	カルシウム拮抗薬
	カリウムチャネル	クラスIII抗不整脈薬，スルホニル尿素薬（糖尿病治療薬）
イオンポンプ	ナトリウムポンプ（Na^+/K^+-ATP アーゼ）	ジギタリス（うっ血性心不全治療薬）
	プロトンポンプ（H^+/K^+-ATP アーゼ）	プロトンポンプ阻害薬（消化性潰瘍治療薬）
トランスポーター	セロトニントランスポーター	SSRI（選択的セロトニン再取り込み阻害薬，抗うつ薬） SNRI（セロトニン・ノルアドレナリン再取り込み阻害薬，抗うつ薬）
	ノルアドレナリントランスポーター	SNRI
	$Na^+/K^+/2Cl^-$ 共輸送系	ループ利尿薬
	Na^+/Cl^- 共輸送系	チアジド（サイアザイド）系利尿薬

3 その他

⑩〔　　　〕は生体内のさまざまな反応に関与している。特定の〔⑩〕を作用点とする薬は，その〔⑩〕反応を変化させて効果を発現する。そのほか，アレルギー反応や免疫反応，血液凝固反応，がん細胞の増殖・転移にかかわる物質などを作用点とする薬もある。おもな薬物を表 I-3 に示す。

❷ 薬の投与経路

薬の多くはどのような投与経路であっても，最終的には循環血液中に入り，組織・臓器へと運ばれてはじめて効果を発揮する。同じ薬でも，循環血液中へ移行する薬の量や，薬効の発現に必要な血中濃度に達する速さは投与経路によって大きく異なってくる。ある投与経路で与えられた薬が，循環血中に入るまでに代謝を受けて失われることを⑪〔　　　　〕という。投与した薬の

表 I-3　酵素，その他を作用点とする薬物の例

作用点		薬物の例
酵素	アセチルコリンエステラーゼ	コリンエステラーゼ阻害薬
	アンギオテンシン変換酵素(ACE)	ACE 阻害薬
	シクロオキシゲナーゼ(COX)	非ステロイド性抗炎症薬
	HMG-CoA 還元酵素	プラバスタチン(脂質異常症治療薬)など
	キサンチン酸化酵素	アロプリノール(痛風治療薬)など
その他	アレルギー反応	抗アレルギー薬
	免疫反応	免疫抑制薬
	血液凝固反応	抗血液凝固薬，血栓溶解薬
	細胞の増殖・転移	分子標的治療薬(がん治療薬)

量に対する未変化体のままに循環血中に入った薬の量との割合を⑫〔　　　　〕(生物学的利用能または生体内利用率)という。

1 薬物の投与経路と特徴

▶**経口投与**　①簡便で安全性にすぐれる，②即効性は期待できない，③食事内容で吸収量に影響がでる，④〔⑪〕を受ける，⑤消化液で破壊され無効となる薬物*1 の投与はできないなどの長所と短所がある。

▶**注射投与**　①即効性である，②誤薬による危険性が高いなどのほかに，③薬液は無菌であること，注射器・注射針の滅菌処理が必要である。また，注射投与の種類によって以下のような注意点がある。

(1) ⑬〔　　　　〕注射では，薬液は体液と等張が望ましい。

(2) ⑭〔　　　　〕注射では，血管外へ薬液がもれると血管周囲の組織に炎症や壊死をきたすことがあるので，漏出に注意する。

*1　ベンジルペニシリン，タンパク質・ペプチド系薬物(インスリン・オキシトシン・バソプレシンなど)がある。

表 I-4　薬物の投与経路

投与経路の分類		特徴
経口投与(内服，PO)		経腸的に吸収され，門脈・肝臓を経て，全身循環に入る。
非経口投与	注射投与	静脈内注射(IV)，点滴静脈内投与(DIV)，筋肉内注射(IM)，皮下注射(SC)，皮内注射(ID)，動脈内注射(IA)，髄腔内注射(IT)などがある。
	舌下投与	硝酸薬(狭心症治療薬)などがある。門脈を経ずに全身循環に入る。
	吸入投与	ステロイド薬(喘息治療薬)や麻酔薬などがある。門脈を経ずに全身循環に入る。
	経皮投与	一定レベルの血中濃度が最も長時間持続する。
	直腸内投与	坐薬がある。吸収された薬の一部は門脈を経ずに全身循環に入る。
局所作用を目的とした投与		腸内での作用を目的とする内服(腸内殺菌薬，駆虫薬，塩類下剤)，坐薬，軟膏，点眼薬などがある。

I部　薬理学総論　5

*1 点滴静注ともいう。

*2 たとえば，気管支喘息治療で吸入ステロイド薬使用後には，口腔・咽頭でのカンジダ症発生予防のためにうがいの実行を指導する。

*3 たとえば，狭心症治療薬のニトログリセリン舌下錠では服薬して数分で効果が発現する。

(3) ⑮〔　　　　　〕注射*1 では，滴下速度の調整が必要である。滴下速度が速すぎると，血液容量の急激な増加によって循環系への負荷がかかったり，薬の血中濃度が急激に上昇して薬効が強く出すぎたりすることがある。一方，滴下速度が遅すぎると，薬効発現に必要な血中濃度に達せず期待した効果が得られない。また，⑮注射では注射針を留置しておく時間が長いため，針刺し部からの感染防止にも注意を払う必要がある。

▶ **吸入** 使用時には，吸入回数や吸入量，吸入後の処置をまもる必要がある*2。

▶ **舌下投与** 頬粘膜から吸収された薬は，舌深静脈，舌下静脈，内頸静脈，腕頭静脈，上大静脈，右心房を経て全身循環に入る。経口投与と異なり門脈を通らないため，肝臓での初回通過効果を⑯〔受ける・受けない〕。また，舌下投与した薬物はすみやかに効果を発現する*3。

▶ **直腸内投与** 直腸粘膜から吸収された薬の一部は⑰〔　　　〕を通らず，内腸骨静脈，下大静脈，右心房を経て全身循環に入るため，経口投与よりも初回通過効果を受ける割合が⑱〔多く・少なく〕，すみやかに効果を発現する。

直腸内投与は①消化酵素による分解を回避して投与局所での効果を期待する場合（痔疾治療薬・浣腸液），②全身効果を期待する場合（解熱・鎮痛薬）がある。直腸内投与は，①嘔吐・けいれんを繰り返す患者や意識障害のある患者，②内服ができない⑲〔　　　〕や高齢者に適応されるが，薬効が急激にあらわれて危険な場合もあるので注意が必要である。

▶ **その他** 腸内殺菌薬・駆虫薬・塩類下剤などの内服後，腸管内にとどまって示す局所作用が利用される薬や，局所作用を目的とした坐薬や皮膚科用薬，眼科用薬もある。

2 投与経路による違い

一般的に，効果発現の速さは，①⑳〔　　　　　〕，②吸入，③㉑〔　　　　　〕，④筋肉内注射，⑤㉒〔　　　　　〕，⑥直腸内投与，⑦㉓〔　　　　　〕，⑧経皮投与の順となる。

3 投与経路と血中濃度

薬を投与したのち経時的な血中濃度を計測し，横軸に時間，縦軸に血中濃度をとって示したものを㉔〔　　　　　　　〕という。この曲線と横軸で囲まれる面積を㉕〔　　　　　〕（AUC）といい，ある時間までに体内に吸収された薬の量を示す。また薬について，静脈内注射以外の投与経路の

初回通過効果を受ける場所

経口投与の場合，薬は消化管から吸収され，門脈，肝臓，肝静脈，下大静脈，右心房を経て全身循環に入る。このとき，消化管粘膜および肝臓で代謝を受けるが，消化管粘膜での代謝よりも肝臓での代謝の度合いが圧倒的に大きいため，初回通過効果は肝臓で受けると表現されることが多い。

AUCを静脈内注射のAUCで割った値はバイオアベラビリティの尺度となる。

C 薬物の体内動態

1 吸収

薬の大部分は①〔水溶性・脂溶性〕であり，細胞膜の脂質二重層を膜外から膜内へ，薬の濃度勾配に従って拡散する。また，一部の薬は細胞膜の輸送タンパク質によって輸送される。

弱酸性薬や弱塩基性薬は，体液のpHによって分子型（非イオン型）とイオン型に解離し，脂溶性の②〔分子・イオン〕型の方が吸収されやすい。弱酸性薬の場合，体液のpHが③〔酸性・アルカリ性〕であるほど分子型が多くなる。一方，弱塩基性薬の場合，体液のpHが④〔酸性・アルカリ性〕であるほど分子型が多くなる。

2 分布

血中に入った薬は，⑤〔　　　　　〕と結合した⑥〔　　　　〕，または結合していない⑦〔　　　〕として存在する。

結合型の薬は血漿タンパク質と結合しているため血管壁を通過できず，薬の標的部位にたどりつけない。また，結合型は腎臓の糸球体で濾過されず，また薬物代謝も受けにくい。

一方，遊離型の多くの薬は，分子型とイオン型に解離し，分子型は血管壁を通って標的部位を含む多くの組織に移行する。組織への移行は，①組織への血流量，②組織の大きさ，③組織との親和性，④血漿タンパク質との結合度などにより左右される。

3 代謝

＊1 ほかに腎臓・肺・消化管粘膜・皮膚にも代謝能力がみとめられている。

薬は生体にとって異物であり，おもに肝臓で代謝されたのち尿中に排出される*1。薬の代謝にはおもに2つの相がある。⑧〔　　　　〕反応は，酸化・還元・加水分解などを受ける。⑨〔　　　　〕反応ではこれらの代謝物またはもとの薬物に，グルクロン酸・硫酸・酢酸・グリシンなどが結合して極性の高い抱合体をつくる。これらの反応によって薬は尿中に排泄されやすい水溶性の代謝物になる。また，薬物代謝によって多くの薬は失活するが，逆に高まる場合もある。体内で代謝を受けて活性物質となる薬を⑩〔　　　　　〕という。

薬の代謝において重要な反応である酸化は，⑪〔　　　　　　〕（CYP）という酵素によって行われる。CYPには多数のアイソザイム（同一機能を持つ異なる酵素）があり，それぞれに親和性の高い薬もあるが，中でもCYP3A4は，臨床で処方される薬の60％以上の酸化反応に関与している。CYPの量や活性を高めることを⑫〔　　　　　〕といい，抑制することを⑬〔　　　　　〕という。CYP3A4を誘導するものとしてフェノバルビタール・リファンピシン・カル

I部　薬理学総論　7

バマゼピンなどがあり，抑制するものとしてミコナゾール・エリスロマイシン・シメチジンなどがある。

④ 排泄

薬の排泄はおもに⑭〔　　　〕で行われる。代謝された薬や，未代謝で血漿タンパク質と結合していない遊離型の薬は⑮〔　　　〕で濾過される。遊離型の薬の一部は〔⑭〕の近位尿細管と遠位尿細管で再吸収される。一方で，近位尿細管から管腔中へ遊離型の薬が分泌されることもある[*1]。したがって，尿中に排泄される薬の量は，①〔⑮〕濾過・②尿細管再吸収・③尿細管分泌の合計と考えることができる。

*1　たとえば，ペニシリンは約10％が糸球体濾過で，約90％が尿細管分泌によって排泄される。

⑤ 生物学的半減期

薬の血中濃度の経時的変化は，薬が吸収されて血液から各組織へ分布する⑯〔　　　〕と代謝・排泄による⑰〔　　　〕の2つの相がある。〔⑰〕において，任意の時点からその血中濃度が半分になるまでの時間を⑱〔　　　〕（$T_{1/2}$）という。この値は肝臓の代謝能力と腎臓の排泄能力を反映しており，肝機能や腎機能が低下すると大きくなる。また，血中濃度と薬効がよく相関する場合には，薬効の持続時間を推測する目安にもなる。

$T_{1/2}$は薬物治療を行う際の有用な動態指標となる。薬を一定量・一定間隔で投与し続けた場合，排泄量と投与量がつり合って血中濃度が定常状態となる。ある薬を$T_{1/2}$ごとに一定量を投与し続けた場合，血中濃度は$T_{1/2}$の4〜5倍の時間でほぼ定常状態に達し，投与を中止した場合，$T_{1/2}$の約4〜5倍の時間で体内からほぼ消失する。

⑥ 治療薬物モニタリング

副作用を防ぎ，効果的に薬を使用するために，患者の薬の血中濃度を経時的に測定し，投与量や投与間隔を設定する手法が⑲〔　　　〕（TDM）である。TDMが必要な薬は，①血中濃度と薬効・副作用との間に相関性がある，②有効血中濃度（治療域）と副作用を発現する血中濃度域が近い，③体内動態に個人差が大きい，などの特徴がある。TDMはフェニトイン（抗てんかん薬），テオフィリン（気管支喘息治療薬），ジギタリス（強心薬），リドカイン（抗不整脈薬）などで行われる。

D　薬効に影響を与える因子

① 年齢

1 小児

小児は発育段階にあり，正常な発育をそこなわないための配慮が必要である（→表Ⅰ-5）。とくに，新生児期と乳児期は薬物処理能力が著しい変化の途上にある。また，①〔　　　〕はとくに新生児期に未熟であり，薬の副作用の

表Ⅰ-5 小児薬物治療の留意点

薬物	留意点
テトラサイクリン系薬物	骨発育の抑制，乳歯の黄変，エナメル質の形成阻害
キノロン系薬物	骨や関節障害発生の可能性
クロラムフェニコール	灰白症候群(チアノーゼと心血管虚脱)発生の可能
解熱・鎮痛薬	アスピリン投与によるライ症候群(ウイルス性疾患のあとに激烈な嘔吐，意識障害，けいれん，肝臓やその他の臓器の脂肪沈着などが短期間に発現)発生の可能性 脳炎症状を伴ったインフルエンザ罹患中でのジクロフェナク・メフェナム酸投与による脳炎症状の悪化
副腎皮質ステロイド薬	身長増加の抑制，性成熟の遅延
性ホルモン製剤	1次・2次性徴に対する影響を十分考慮
筋肉内投与の薬剤	筋拘縮症の発生の可能性

表Ⅰ-6 ハルナックの表

年齢(歳)	3か月	半年	1	3	7.5	12	成人
小児薬用量(成人量に対する比)	1/6	1/5	1/4	1/3	1/2	2/3	1

発現頻度も高い。

小児薬用量は，②〔　　　　　〕を指標とすることが，小児の成長を反映しており適している。よく用いられる，③〔　　　　　〕の式「成人量×(小児の年齢×4+20)÷100」や，ハルナックの表(➡表Ⅰ-6)で求めた小児薬用量は，体重1kgあたり換算値が，年齢に伴う〔②〕の変化とほぼ一致する。ただし，添付文書に小児薬用量が示されている場合はそれにしたがう。

2 高齢者

高齢者は，一般的に腎機能や肝機能の④〔 増強・低下 〕がみられ，薬の作用が⑤〔 強く・弱く 〕でることが多い。そのため，①注意深く服薬歴を聴取する，②低用量から開始し，増減は徐々に行う*1，③必要最小限の薬を使用する，④可能な限り服薬法を単純化する，⑤症状経過や検査値を注意深くモニタリングする，などの注意が必要である。

*1 たとえば，中枢神経抑制薬の投与量では，高齢者は成人用量のおよそ1/3〜1/2量から開始する。

2 遺伝的な薬効のばらつき

薬物代謝酵素の活性は遺伝的にばらつきがあり，これを⑥〔　　　　　〕という。たとえば抗結核薬のイソニアジドは，その代謝酵素であるN-アセチルトランスフェラーゼの活性が高い人ではすみやかに代謝されて体内から除去される。しかし，低い人ではなかなか除去されないため，イソニアジドの副作用である末梢神経炎(疼痛・しびれ・異常感)が発現しやすい。そのほか，CYP2C19にも〔⑥〕が知られており，この酵素の活性が低い人では，オメプラゾール，イミプラミン，ジアゼパムなどの薬効が強くでることがある。

③ 薬の連用による薬効の低下

催眠薬や麻薬性鎮痛薬，抗がん薬などは，繰り返し投与しているうちに薬物治療開始当初と同用量では期待した治療効果が得られなくなることがある。これを⑦〔　　　　〕という。その機序としては，①薬物代謝酵素の誘導，②薬物の受容体数の⑧〔増加・減少〕，あるいは受容体の感受性の⑨〔上昇・低下〕，③薬物排泄に関与する⑩〔　　　　　　〕の増加，などがあげられる。

④ 薬の連用による障害

薬の連用によっておこる，⑪〔　　　　〕には精神的依存と身体的依存がある。休薬するとなんらかの身体症状を引きおこす状態を身体的依存という。

表Ⅰ-7　薬物依存

薬物	精神的依存	身体的依存	おもな退薬症状
モルヒネ	最強	最強	流涙，流鼻，瞳孔散大，嘔吐，腹痛，下痢，抑うつ，幻覚
バルビツール酸系薬物	強い	⑫〔強い・弱い〕	不安，抑うつ，振戦，けいれん，せん妄*1，発熱
ベンゾジアゼピン系薬物	中等	⑬〔中等・なし〕	不安，不眠，抑うつ，振戦，けいれん，せん妄*1
アルコール	強い	中等	不眠，抑うつ，振戦，けいれん，せん妄*1，発熱
シンナー類	中等	なし*2	
コカイン	最強	なし*2	
メタンフェタミン	⑭〔強い・弱い〕	なし*2	
大麻	弱い	中等*3	
LSD	弱い	なし	
ニコチン	中等	軽微	焦燥，不安，不眠，集中困難，食欲亢進

*1　せん妄とは，錯覚や幻覚が多く，軽度の意識障害をもたらす状態のことである。

*2　軽度の身体的依存症はあるとする意見もある。

*3　大麻には身体的依存はないとする意見もある。

⑤ 薬物の相互作用

複数の薬を併用すると薬効に変化がみられることがあり，⑮〔　　　　　〕という。〔⑮〕には吸収・分布・代謝・排泄の各相と関係した⑯〔　　　　　〕相互作用と，作用機序に関係した⑰〔　　　　〕相互作用がある。

表 I-8 薬物の相互作用の例

吸収	テトラサイクリン系抗菌薬は，鉄・アルミニウム・カルシウムを含む薬を併用した場合，キレート化合物が形成されて消化管からの吸収量が低下する。
分布	抗血液凝固薬のワルファリンは，血中ではほとんどがアルブミンと結合し，少ない遊離型が薬効をもたらす。アスピリンの併用は，結合型からアルブミンを奪うため，遊離型が増加して抗血液凝固作用が強くなることがある。
代謝	消化性潰瘍治療薬のシメチジンを服用している患者にワルファリンを投与すると，ワルファリンの代謝に関係する CYP 活性をシメチジンが阻害するため，ワルファリンの抗血液凝固作用が強くなる。
排泄	プロベネシドとペニシリンを併用すると，プロベネシドが尿細管分泌にかかわる輸送タンパク質に作用してペニシリンの尿中への排泄を抑制するため，ペニシリンの効果が強くなる。
作用機序	ワルファリンは肝臓での血液凝固因子（II，VII，IX，X）の産生を抑制して抗血液凝固作用を示す。ビタミンKの併用はこれらの血液凝固因子の産生を促進するため，ワルファリンの抗血液凝固作用を低下させる。

E 有益性と有害性

1 治療係数

　薬の効果や毒性は前臨床試験でマウスなどの実験動物を用いて調べられ，人に対する有用性の推定に用いられる。各用量で望ましい効果が得られた個体の度数分布とその累積分布は図 I-1 の左側の折れ線グラフのようになり，各用量で致死した度数分布とその累積分布は図 I-1 の右側の折れ線グラフのようになる。50％の個体に望ましい効果が得られた中央値を①〔　　　　　〕（ED50）といい，50％の個体が致死した中央値を②〔　　　　　〕（LD50）という。ED50 は，望ましい特定の効果を異なる薬物間で比較する場合や，1つの薬物がいくつかの薬効を持つ場合にどの薬効がより低い濃度で認められるか，その選択性をあらわす指標となる。

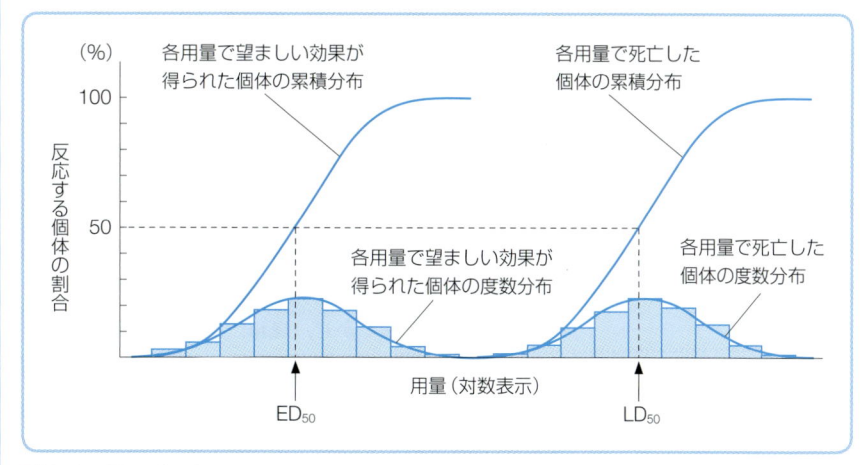

図 I-1　ED50 と LD50

LD₅₀ を ED₅₀ で割り算をした値を③〔　　　　〕または安全域という。〔③〕が大きい(つまり LD₅₀ と ED₅₀ とが離れている)薬ほど，小さい薬(つまり LD₅₀ と ED₅₀ とが近い薬)に比べて安全性が高いと考えることができる。

そのほか，毒性としての致死のかわりに，望ましくない効果が50％の個体にあらわれる中央値を④〔　　　　〕（TD₅₀）という。

❷ 悪性腫瘍に対する薬物療法

悪性腫瘍に対する薬物療法では，アルキル化薬や代謝拮抗薬などの抗がん薬が，⑤〔　　　　〕近くで用いられることが多い。そのため正常細胞に致命的な影響が出ることがあり，①1回の投与量の制限，②投与量の総和の制限，③休薬期間をおくなどの対応が行われる。

❸ 妊婦に対する薬物療法

＊1 ①抗菌薬：第1世代セフェム系やアンピシリン，②解熱鎮痛薬：アセトアミノフェン，③鎮咳薬：デキストロメトルファン，④下剤：センナエキス，⑤糖尿病治療薬：インスリンなどがある。

＊2 ヒトでの催奇形性があると考えられている薬物には，テトラサイクリン系抗菌薬，メトトレキサート(関節リウマチ治療薬でもある)・シクロホスファミドなどの抗がん薬，カルバマゼピン・フェニトイン・バルプロ酸などの抗てんかん薬，ACE 阻害薬，ワルファリンなどがある。

妊婦に対する薬物療法では，母体への影響に加えて，多くの薬物は⑥〔　　　　〕を通過するため，胎児への影響も考慮する。薬を必要とする場合には，妊婦が使用しても安全とされる薬物＊1 を選択する必要がある。

妊娠の4〜15週は胎児の⑦〔　　　　〕期にあり，それ以降は器官の機能の発達が進む時期とされる。したがって4〜15週は薬物療法を行ううえで最も注意すべき時期である＊2。脳形成過程(胎児期・新生児期)では⑧〔　　　　〕が未熟であるため薬物使用の影響を中枢神経系が受けやすい。

妊娠中であっても，治療しないことによる害のほうが大きい場合は，例外的に薬物治療が行われる。⑨〔　　　　〕は放置すると先天性や成長異常による奇形や流産，早産，巨大児による難産などがおきるため，胎盤を通過しないインスリンを使って治療が行われる。また，⑩〔　　　　〕は放置すると流産や早産，妊娠中毒症の危険性が高くなるため，プロピルチオウラシル（PTU）を使って治療が行われる。

❹ 授乳期における薬物療法

乳汁分泌期の女性に投与される薬のほとんどは⑪〔　　　　〕へも移行する。そのため，授乳期における安全性が裏付けられていない薬は使わないか，または薬の投与中は授乳を中止する。ブロモクリプチン(パーキンソン症候群や高プロラクチン血症の治療薬)，抗がん薬のメトトレキサート，シクロホスファミ

カテゴリーX

カテゴリーXとは，アメリカにおける薬物の胎児危険度分類の中で，妊婦へ使用する際の危険性がほかのどんな利益よりも大きいカテゴリーをさす。この中にはワクチン類(おたふくかぜ，風疹，麻疹・風疹混合)，卵胞ホルモン製剤(エストラジオール，エチニルエストラジオールなど)，経口避妊薬，黄体ホルモン製剤(プロゲステロンなど)，男性ホルモン製剤(テストステロン製剤)，排卵誘発薬(クロミフェン)，などがある。

ド，ドキソルビシン，シスプラチン，抗不整脈薬のアミオダロン，片頭痛治療薬のエルゴタミンなどは授乳中の禁忌薬物である。

⑤ 有害作用発現機序

　有害作用の発現機序には，①薬物そのものの性質による場合，②薬物の使い方による場合，③患者自身のからだの状態による場合がある。

1 薬物そのものの性質による場合

▶**主作用による場合**　降圧薬による⑫〔　　　〕低血圧，糖尿病治療薬による⑬〔　　　〕血糖，抗血液凝固薬による⑭〔　　　〕などがある。

▶**副作用による場合**　抗コリン薬でおこる口渇・便秘・尿閉・目のぼやけ，⑮〔　　　　　〕薬でおこる眠け，⑯〔　　　　〕薬でおこる錐体外路症状，非ステロイド性抗炎症薬でおこる胃腸障害，⑰〔　　　　〕利尿薬でおこる低カリウム血症・高尿酸血症などがある。

▶**特定の臓器との親和性による場合**　表Ⅰ-9のような臓器・組織特異性の有害作用をもたらす場合がある。

表Ⅰ-9　臓器・組織の有害作用をおこす薬物

臓器	薬物	障害・症状
神経系	クロルプロマジン・ハロペリドール	錐体外路症状（パーキンソン症候群ほか）
	イソニアジド	末梢神経炎（疼痛・しびれ・異常感）
骨髄	抗がん薬	造血機能障害（貧血ほか）
骨・歯	⑱〔　　　　　　　〕系抗菌薬	発育不良，歯着色
眼	エタンブトール	視力障害
乳房	シメチジン・スピロノラクトン	女性化乳房
内耳	フロセミド・⑲〔　　　　　〕系抗菌薬	内耳神経（第8脳神経）障害（難聴・耳鳴り・平衡感覚障害）
骨格筋	スタチン系脂質異常症治療薬	横紋筋融解症（筋肉痛・赤褐色尿）
心臓	ドキソルビシン・ダウノルビシン	心筋障害（心不全・不整脈）
肺	ブレオマイシン・アミオダロン	肺線維症（呼吸困難・咳）
腎臓	アミノグリコシド系抗菌薬	尿細管上皮障害（乏尿・浮腫）

2 薬物の使い方による場合

▶**過量使用による場合**　アセトアミノフェンによる肝機能障害などがある。また，⑳〔　　〕性のある薬や，㉑〔　　　　〕障害や肝機能障害のある患者への過量な与薬がある。

▶**二次的作用による場合**　抗菌薬の長期投与による㉒〔　　　　〕現象，副腎皮質ステロイドの長期投与による副腎㉓〔拡張・萎縮〕などがある。

▶**薬物相互作用による場合**　薬物代謝酵素に影響を及ぼす薬物との併用などがある。

3 患者のからだの状態による場合

▶**特異体質**　肝臓の N-アセチルトランスフェラーゼが先天的に低い患者では，イソニアジドを投与すると，末梢神経炎(疼痛・しびれ・異常感)をおこしやすい。

▶**アレルギー**　一般に薬は分子量が小さく，それ自体は㉔〔　　　〕になりにくいが，生体内の㉕〔　　　　　〕と結合して㉔となる場合がある*1。アレルギーの症状や強さは，薬理作用および薬の用量とは無関係である。

▶**ホルモン分泌異常**　甲状腺機能亢進症では心筋の β 受容体数が増加しているため，アドレナリンなどの心臓への作用が強くなりやすいなどがある。

*1　たとえばペニシリン系抗菌薬を投与すると，アレルギー(ペニシリンショック)をおこす場合がある。

F　薬の管理と治験

薬は，①〔　　　　　　　　　〕*2 によって品質・有効性・安全性の確保に必要な規定が定められている。その法律に基づいて医薬品の規格基準書である②〔　　　　　〕は制定されており，わが国で繁用されている医薬品が収載されている。

*2　正式名は「医薬品，医療機器等の品質，有効性及び安全性の確保等に関する法律」

1 薬の分類と取り扱い

1 毒薬，劇薬，処方せん医薬品

毒薬と劇薬は毒性の程度によって区別される。毒薬は③〔　　　〕地に④〔　　　〕枠・⑤〔　　　〕字で薬品名と「毒」の文字が記されており，⑥〔　　　〕のかかる場所に保管する。劇薬は⑦〔　　　〕地に⑧〔　　　〕枠・⑨〔　　　〕字で薬品名と「劇」の文字が記されており，鍵の規定はないが普通薬と区別して保管する。

⑩〔　　　　　　〕は医療用医薬品の約 8 割を占め，医薬品医療機器等法により医師の⑪〔　　　　〕がないと薬局で購入できない。⑩以外の薬には，漢方薬や貼付薬，ビタミン薬，抗ヒスタミン薬，抗脂質異常症薬の一部などがある。

2 麻薬

麻薬は⑫〔　　　　　　　　　〕法によって規制される*3。麻薬の入った容器には「麻」を表示し，麻薬保管庫(頑丈な金庫)に施錠保管する。麻薬の取扱者は医師や歯科医師，獣医師，薬剤師で麻薬取扱者の免許を⑬〔　　　　　〕から取得した者である。

*3　使用後に残った麻薬注射液や，空のアンプルなどは，必ず麻薬管理責任者に返還し，事故があったときは都道府県知事に届け出なければならない。

3 向精神薬，覚せい剤，大麻

向精神薬は⑭〔　　　　　　　　〕法によって規制される。向精神薬の入った容器には「向」を表示し，施錠保管する。

覚せい剤は⑮〔　　　　　〕法*4 によって規制されており，施錠保管する。

大麻は⑯〔　　　　〕法によって規制されている。

*4　医薬品として認められているのはメタンフェタミンのみである。

14　I 部　薬理学総論

表Ⅰ-10 臨床試験

特徴	第1相試験	第2相試験	第3相試験
規模	小数（25〜50人）	小数（10〜200人）	多数（ときには数千人）
対象	健康な⑰〔　　　〕	⑱〔　　　〕	〔⑱〕
検討事項	安全性＞有効性	安全性・有効性	安全性＜有効性
試験方法	⑲〔　　　〕	オープン，無作為割付，二重盲検法	無作為割付，⑳〔　　　〕

❷ 新薬の誕生と臨床試験

　薬が市販されるまでには，①試験管内の研究で生物由来の物質や化学合成した物質の中から薬の候補を探索する，②実験動物で薬としての有効性や安全性，作用機序，薬物動態などを検討する*1，③ヒトを対象に効果を検証する（臨床試験*2）という段階を経る。臨床試験にはその目的や規模の異なる，第1〜第3相試験がある。

＊1　①②を前（非）臨床試験という。

＊2　新薬開発のための臨床試験のことを治験ともいう。

1 臨床試験での倫理的規範

　臨床試験での倫理的規範は㉑〔　　　　　〕で定められており，①臨床試験計画書に第三者的委員会の承認が必要であること，②被験者の㉒〔　　　〕による治験参加の同意があること，③被験者はその同意をいつでも㉓〔　　　〕できること，④被験者の㉔〔　　　〕は完全に保護されることなどがある。

2 臨床試験の方法

　①㉕〔　　　　　〕：医師と被験者の両者が，投与した／された薬が治験薬と対照薬のどちらであるかわかった状態で効果を判定する方法である。

　②㉖〔　　　　　〕：医師と被験者の両者が，投与した／された薬が治験薬と対照薬のどちらであるか分からない状態で効果を判定する方法ある。心理的な影響を避け，客観的な結果を得るために行われる。治験内容により，対照薬として薬理作用を持たない不活性物質（デンプン・ラクトースなど）を用いる場合と，実際に効果があり臨床で使用されている薬を用いる場合がある。

＊3　偽薬ともいう。

　対照薬に用いられる不活性物質を㉗〔　　　〕*3という。また，〔㉗〕が投与された条件によって臨床的な効果をあらわすことを〔㉗〕効果という。

3 第4相試験

　薬の候補は，第3相試験で有用性が確認されれば，医薬品としての製造・販売について㉘〔　　　〕で審査される。そして認可されれば正式に新薬として市場に出回ることになる。新薬は市販後もその副作用や有効性，安全性についての情報収集を行うことが義務づけられており，これをとくに㉙〔　　　〕*4とよぶ。

＊4　市販後調査ともいう。

演習……… 1　看護師国家試験対策問題

内服

問題 1
薬の内服について正しいものはどれか。
1. 消化液に破壊されて無効となるものはない。
2. 腸管から吸収されなくても作用をあらわすものがある。
3. 嘔吐など嚥下困難があっても用いられる。
4. 消化管の内容物の多少や酸度では吸収が影響されない。

与薬時の注意点

問題 2
与薬で正しいものはどれか。
1. カプセル薬は少量の水で飲むよう説明する。
2. 皮内注射施行後は，薬液の吸収を速めるため，局所をよくもむ。
3. アンプルは注射が終わるまで残しておく。
4. 坐薬は体温程度にあたためて挿入する。

投薬経路

問題 3
一般的に薬物の吸収が最も遅いのはどれか。
1. 皮内注射
2. 筋肉内注射
3. 気道内吸収
4. 舌下与薬

飲み忘れの防止

問題 4
ひとり暮らしの高齢者の薬の飲み忘れを防ぐ方法で適切なのはどれか。
1. 訪問日に残薬を確認する。
2. 薬は曜日・時間別に薬ケースに分包せずまとめておく。
3. 食事のときに薬を食卓に準備するように本人に話す
4. 近所の民生委員に服薬確認を依頼する。

与薬方法とその特徴

問題 5
与薬方法とその特徴との組み合せで正しいものはどれか。
1. 内服———坐薬よりも最高血中濃度到達時間が短い。
2. 貼付———血中濃度を長時間維持できない。
3. 吸入———局所のみに作用し全身循環に移行することはない。
4. 舌下錠——効果の発現が速い。

抗がん薬の投与

問題 6

抗がん薬を末梢から点滴静脈内注射している患者の訴えで，緊急度が最も高いのはどれか。

1. 嘔気
2. 倦怠感
3. 刺入部痛
4. 食欲不振

小児への与薬

問題 7

8か月児に散剤を経口与薬する方法で適切なのはどれか。

1. 糖水で練る。
2. ミルクにとかす。
3. 離乳食に入れる。
4. はちみつにまぜる。

服薬の指示

問題 8

服薬の指示で食間はどれか。

1. 食事中
2. 食前 30 分
3. 食後 30 分
4. 食後 120 分

薬効の変化

問題 9

正しいものはどれか。

1. 薬物が肝臓で化学変化を受けると活性を失うものが多い。
2. 妊婦に使用された薬物は胎児に移行することはない。
3. 肝機能や腎機能障害のある場合，薬物の血中濃度の低下が促進する。
4. 催眠薬は連続的に使用すると薬効の高まることが多い。

薬物依存性

問題 10

身体依存をおこしやすいものはどれか。

1. シンナー
2. リゼルグ酸ジエチルアミド（LSD）
3. メタンフェタミン
4. モルヒネ

小児薬量の換算式

問題 11

小児薬量の換算式に用いる指数でないのはどれか。

1. 年齢
2. 体重
3. 身長
4. 体表面積

低アルブミン血症

問題 12

低アルブミン血症の高齢者に生じやすい薬物動態はどれか。
1. 排泄の促進
2. 毒性の増強
3. 代謝の亢進
4. 吸収の促進

高齢者への与薬

問題 13

高齢者の薬物投与量の決定要因で最も重要なのはどれか。
1. 心臓の駆出率
2. 体表面積
3. クレアチニンクリアランス
4. 肺活量

高齢者への与薬

問題 14

高齢者によく使用される薬と有害事象との組み合せで適切なのはどれか。
1. Ca拮抗薬――尿失禁
2. 催眠薬――ふらつき
3. 利尿薬――視力低下
4. β遮断薬――錯乱状態

高齢者への与薬

問題 15

高齢者に投与される薬と副作用の組み合せで正しいのはどれか。
1. β遮断薬――消化性潰瘍
2. 抗パーキンソン薬――徐脈
3. 非ステロイド性抗炎症薬――不随意運動
4. ベンゾジアゼピン系睡眠薬――筋弛緩作用

加齢と薬物動態

問題 16

加齢による薬物動態への影響で正しいのはどれか。
1. 半減期が短縮する。
2. 水溶性薬物の血漿濃度が低下する。
3. 脂溶性薬物が体内に蓄積しやすくなる。
4. 血漿タンパク質と結合する薬物は薬効が低下する。

医薬品の管理

問題 17

正しいものはどれか。
1. 劇薬は鍵のかかる場所に貯蔵しなければならない。
2. 毒薬・劇薬の取り扱いは毒物及び劇物取締法に規定されている。
3. 麻薬の取り扱いは麻薬及び向精神薬取締法に規定されている。
4. 麻薬の事故があったとき，麻薬管理者は厚生労働大臣にその旨を届け出なければならない。

麻薬の取り扱い

問題 18

麻薬の取り扱いで正しいのはどれか。
1. 在庫管理は病棟管理者である看護師長が行う。
2. 使用後の残薬は確実に捨てる。
3. 使用後のアンプルは薬剤部に返納する。
4. 処方せんには与薬した看護師の自署が必要である。

薬の希釈

問題 19

5％グルコン酸クロルヘキシジンを用いて，0.2％希釈液を 1,000 mL をつくるのに必要な薬液量はどれか。
1. 10 mL
2. 20 mL
3. 40 mL
4. 50 mL

毒薬の表示

問題 20

医薬品医療機器等法による毒薬の表示はどれか。
1. 黒地，白枠，白字
2. 白地，黒枠，黒字
3. 黒地，枠なし，白字
4. 白地，枠なし，黒字

点滴静脈内注射

問題 21

点滴静脈内注射 500 mL/2 時間の指示があった。15 滴で約 1 mL の輸液セットを使用した場合，1 分間の滴下数で適切なのはどれか。
1. 30
2. 60
3. 120
4. 180

医薬品の管理

問題 22

病棟での医薬品の管理で正しいのはどれか。
1. 生ワクチンは常温で保存する。
2. 麻薬注射液の残液はただちに廃棄する。
3. 用時溶解の薬剤は溶解後冷凍保存する。
4. 向精神薬は施錠できる場所に保管する。

Ⅱ部 薬理学各論

1章 抗感染症薬

A 感染症治療に関する基礎事項

ヒトのからだに進入した微生物やウイルスが成長・増殖し，人体の機能に障害をもたらす疾患を①〔　　　〕という。〔①〕の治療は，抗感染症薬(抗菌薬，抗真菌薬，抗ウイルス薬)による化学療法が主である。

1 抗菌薬の効果の選択性

抗菌薬は，細菌(②〔　　　〕生物)，真菌・原虫(③〔　　　〕生物)などの病原微生物には作用を示す一方で，ヒトの細胞にはあまり害をもたらさない。これを④〔　　　〕という。

〔④〕は抗菌薬が病原微生物とヒトの細胞との違いを標的とすることに基づく。

表1-1 抗菌薬の標的

作用機序	おもな薬物	特徴
細胞壁の合成阻害 　ヒト：細胞壁がない 　細菌：細胞壁がある	βラクタム系	細菌の細胞壁合成酵素(ペニシリン結合タンパク質)を阻害
細胞膜障害 　ヒト細胞膜：おもに⑤〔　　　〕を含む 　真菌細胞膜：おもにエルゴステロールを含む	アムホテリシンB	真菌の細胞膜機能を阻害
	ミコナゾール	真菌の細胞膜合成を阻害
核酸合成阻害 　ヒトと細菌で核酸の⑥〔　　　〕が異なる	キノロン系	細菌のDNAジャイレース(DNAトポイソメラーゼⅡ)を阻害
	リファンピシン	細菌のRNAポリメラーゼを阻害
タンパク質合成阻害 　ヒトのリボソーム：80S(40S・60S) 　細菌のリボソーム：70S(30S・50S)	テトラサイクリン系	30Sリボソームと結合
	アミノグリコシド系	⑦〔　　〕Sリボソームと結合
	マクロライド系	⑧〔　　〕Sリボソームと結合
	クロラムフェニコール	50Sリボソームと結合
葉酸合成阻害 　ヒト：食物より葉酸を吸収 　細菌：葉酸を吸収できないため葉酸を合成	サルファ剤	葉酸合成に必要なジヒドロプテロイン酸合成酵素を阻害
	トリメトプリム	テトラヒドロ葉酸合成に必要なジヒドロ葉酸還元酵素を阻害

❷ 抗菌薬の効果の範囲

抗菌薬が有効な菌の種類（適応菌）を示すのが⑨[　　　　　]である。その適応菌がごく限られている場合を⑩[　　　]スペクトル，適応菌が非常に多い場合を⑪[　　　]スペクトルという。

❸ MICとMBC

菌の発育を阻止することができる最小の薬物濃度を⑫[　　　　　]（MIC）という。抗菌スペクトルは各種の菌に対するMICに基づいて決められる。また，菌を完全に殺菌できる最小の薬物濃度を⑬[　　　　]（MBC）という。

> **MBCの測定**
> 菌の発育をみとめなかった試験管の培養液を少量とり，薬物を含まない新しい培地に移して培養し，それでもなお発育をみとめなかった最小の薬物濃度をMBCとする。

❹ 抗菌薬の特徴による分類

臨床で用いる治療濃度で，細菌の増殖・分裂の停止をもたらす抗菌薬を⑭[　　　　　]といい，マクロライド系，テトラサイクリン系の抗菌薬がある。細菌を死滅させる抗菌薬を⑮[　　　]といい，βラクタム系，アミノグリコシド系，キノロン系の抗菌薬がある。重症患者では〔⑮〕が第一選択薬となる。

MICをこえる血中濃度を長時間維持させることが効果的な抗菌薬を⑯[　　　　　]といい，1日の投与量を⑰[分割して・分割せずに]投与する。βラクタム系，マクロライド系，テトラサイクリン系の抗菌薬などがある。

一方，投与時の最高血中濃度が高いほうが効果的な抗菌薬を⑱[　　　　　]といい，1日の投与量を⑲[分割して・分割せずに]投与する。アミノグリコシド系，キノロン系の抗菌薬などがある。

❺ 抗菌薬の種類による組織への移行・分布

抗菌薬は種類によって，移行・分布しやすい組織があり，これを⑳[　　　　　]という。たとえば肺に移行のよい薬は上気道や呼吸器系の感染症に，胆汁中への移行のよい薬は肝・胆道系の感染症に，尿中への移行のよい薬は腎・尿路の感染症に使われる。

表1-2　抗菌薬の組織移行性

移行しやすい箇所	おもな薬物	対象となる疾患
肺	ペニシリン系，セフェム系，テトラサイクリン系，マクロライド系	㉑[　　　]系感染症
胆汁	ペニシリン系，セフェム系	肝・胆道系感染症
尿	セフェム系，テトラサイクリン系，アミノグリコシド系，キノロン系	腎・尿路感染症

6 抗菌薬の長期使用による害

抗菌薬を使用しつづけると，病原微生物がその薬に対して抵抗力を持つようになり，薬効がなくなることがある。これを[22]〔　　　　〕という。

表1-3　抗菌薬に対する耐性獲得のメカニズム

抗菌薬への耐性獲得のメカニズム	不活性化される薬物
薬を分解したり不活性化したりする酵素を産生する	βラクタム系，クロラムフェニコール，アミノグリコシド系
薬の標的部位の構造を変化させて，薬剤との結合をしにくくする	βラクタム系，マクロライド系，アミノグリコシド系，キノロン系
薬の細胞膜透過性を低下させる	テトラサイクリン系，クロラムフェニコール，サルファ剤，アミノグリコシド系，キノロン系
薬によって阻害を受けない代替の酵素を産生する	サルファ剤，トリメトプリム

B 抗菌薬各論

1 βラクタム系抗菌薬

　　ペニシリン系，セフェム系，セフェム系類縁の抗菌薬は，[①]〔　　　　〕とよばれる特徴的な化学構造を持ち，βラクタム系抗菌薬とよばれる。

　　βラクタム系抗菌薬は，細菌の[②]〔　　　〕合成酵素であるペニシリン結合タンパク質(PBP)と結合して，〔②〕の合成を阻害し，殺菌的作用を示す。したがって，マイコプラズマやリケッチアなどの〔②〕を持たない菌や，〔②〕の組成が異なるクラミジアには無効である。おもな有害作用として[③]〔　　　〕反応がある。

1 ペニシリン系

▶狭域ペニシリン　最も基本的なβラクタム系抗菌薬である[④]〔　　　　〕は，グラム陽性[⑤]〔　　〕，グラム陰性〔⑤〕，スピロヘータに対して強力な抗菌力を持つが，βラクタム環を分解する酵素([⑥]〔　　　　　〕[*1])を獲得した耐性菌の問題がある。

　　ペニシリナーゼ産生耐性菌には，ペニシリンGの薬剤耐性に抵抗性を持つように改良されたクロキサシリンなどの[⑦]〔　　　　　〕薬が用いられる。しかし，メチシリン耐性黄色ブドウ球菌(MRSA)などの[⑧]〔　　　　　〕を生じさせないために，安易に使用するべきではない。

▶広域ペニシリン　狭域ペニシリンよりも抗菌スペクトルが広く，グラム陽性[⑨]〔　　〕やグラム陰性〔⑨〕にも有効である。広域ペニシリンのうち，アンピシリン，アモキシシリンは[⑩]〔　　　〕に無効であるが，ピペラシリンは有効である。

*1　ペニシリン系を分解するペニシリナーゼ，セフェム系を分解するセファロスポリナーゼの総称。ここではペニシリナーゼをさす。

欠点として，①グラム陽性菌への抗菌力が狭域ペニシリンよりも劣る，②βラクタマーゼによって活性を失う，などがあるが，②を補うために，〔⑦　　〕薬との合剤*1や，βラクタマーゼ阻害薬（スルバクタム，クラブラン酸）との合剤*2がある。

*1　アンピシリン・クロキサシリン合剤など。

*2　スルタミシリン（スルバクタム・アンピシリン），オーグメンチン®（クラブラン酸・アモキシシリン）など。

2 セフェム系

セフェム系抗菌薬は，ペニシリン系によく似た化学構造である〔①　　〕を持ち，同様に細菌の細胞壁合成を阻害する。

セフェム系抗菌薬は，抗菌スペクトルやβラクタマーゼに対する抵抗性などから，第1～4世代に分けられる。第2・3世代は第1世代に比べて，抗菌スペクトルが⑪〔広く・狭く〕なる一方で⑫〔　　　　〕に対する抗菌力の低下がみられるが，第4世代は〔⑫〕に対して第1世代と同等の抗菌力を持つ。

表1-4 セフェム系抗菌薬の分類

世代	抗菌スペクトル	βラクタマーゼ抵抗性	おもな薬物
第1世代	グラム陽性菌，グラム陰性菌（変形菌，大腸菌，肺炎桿菌）	抵抗性が⑬〔弱い・ない〕	セファロチン
第2世代	第1世代の抗菌スペクトル＋グラム陰性菌（インフルエンザ菌，エンテロバクター，ナイセリア）	抵抗性が⑭〔ある・ない〕	セフォチアム
第3世代	第2世代の抗菌スペクトル＋グラム陰性菌（セラチア）	抵抗性がある	セフタジジム
第4世代	第3世代の抗菌スペクトル＋グラム陰性菌（緑膿菌）	抵抗性がある	セフェピム

※グラム陽性菌への抗菌力は，第1世代＝第4世代＞第2世代＞第3世代

第3世代のものは⑮〔　　　　〕を通過できるものが多く，髄膜炎の第一選択薬である。また，この世代の中には緑膿菌に有効な薬もある。

セフェム系抗菌薬の有害作用には，①アレルギー反応，②消化器症状*3，③血液凝固能の障害，④軽い肝機能障害や腎機能障害*4，などがある。

*3　セフメタゾール（第2世代）やセフォペラゾン（第3世代）使用中に飲酒すると吐きけ，顔面紅潮，頻脈，頭痛をおこすことがある。

*4　セフェム系とフロセミド（利尿薬）を併用すると腎機能障害をおこしやすい。

3 セフェム系類縁化合物

セフェム系類縁化合物としてアズトレオナムや⑯〔　　　　〕などがある。〔⑯〕単剤では腎機能障害をもたらすため，〔⑯〕に腎毒性をもたらす酵素を阻害するシラスタチンを配合した合剤（チエナム®）として使用する。

2 アミノグリコシド系抗菌薬

細菌の⑰〔　　　〕（30S）に結合して，⑱〔　　　　〕の合成を阻害するほか，細菌の細胞膜障害作用も持つ。好気性グラム陰性桿菌などに殺菌的な強い抗菌作用を持つ。経口では吸収されないので，注射投与（⑲〔　　　〕）される。また，⑳〔　　　　〕抗菌薬とアミノグリコシド系抗菌薬の併用は抗菌効果を増強する。

おもな薬物として，抗結核菌作用がある㉑〔　　　　　〕，ならび

1章　抗感染症薬　25

＊1 アミノグリコシド系抗菌薬とフロセミド(利尿薬)を併用すると、アミノグリコシド系の有害作用(聴覚障害・腎機能障害)を増強するので注意する。

に㉒〔　　　〕作用があるゲンタマイシンがある。

おもな有害作用に、①第8脳神経(内耳神経)障害による㉓〔　　　〕・平衡覚障害、②腎機能障害、③肝機能障害がある＊1。

❸ テトラサイクリン系抗菌薬

細菌の㉔〔　　　〕(30S)に結合して㉕〔　　　〕の合成を阻害し、その作用は㉖〔静菌・殺菌〕的である。広い抗菌スペクトルを持ち、ほかの抗菌薬がききにくいマイコプラズマやリケッチア、㉗〔　　　〕などにも有効である。

おもな薬物として、㉘〔　　　〕やドキシサイクリンがあり、これらは〔㉗〕の第一選択薬である。

おもな有害作用に㉙〔　　　〕があり、小児や妊婦、授乳中の母親には使用しない。また、歯の着色、腎機能障害、肝機能障害、胃腸障害(吐きけ、下痢)もみとめられる。カルシウムやマグネシウム、㉚〔　　　〕を含む薬と併用すると、抗菌薬の消化管からの吸収がわるくなるため注意する。

❹ マクロライド系抗菌薬

細菌の㉛〔　　　〕(50S)に結合して㉜〔　　　〕の合成を阻害し、その作用は㉝〔静菌・殺菌〕的である。また、このグループの化合物は特徴的な化学構造(大きな㉞〔線・環〕状の分子)を持つ。ペニシリンに耐性を持つグラム陽性菌や、リケッチア、スピロヘータ、クラミジアなどに有効である。

おもな薬物として、㉟〔　　　〕がある。マイコプラズマやレジオネラ菌などに有効で肺への組織移行性がよいため、呼吸器感染症によく用いられる。㊱〔　　　〕の第一選択薬である。

おもな有害作用に㊲〔　　　〕がある。また、肝臓の薬物代謝酵素を阻害するため、テオフィリン(気管支拡張薬)を併用するとテオフィリンの血中濃度の上昇をもたらすので注意が必要である。

❺ その他の抗菌薬

▶ **バンコマイシン**　細菌の㊳〔　　　〕合成を阻害し、その作用は㊴〔静菌・殺菌〕的である。㊵〔　　　〕(MRSA)感染症の数少ない治療薬の1つであるため、耐性菌が生じないように慎重に用いる。おもな有害作用に㊶〔聴力・視力〕障害と、腎機能障害がある。

▶ **クロラムフェニコール**　細菌の㊷〔　　　〕(50S)に作用してタンパク質の合成を阻害し、その作用は㊸〔静菌・殺菌〕的である。致命的な有害作用＊2を持つことから使われる機会は少ないが、ほかに代替薬がない腸チフス・パラチフスでは第一選択薬である。

＊2 致命的な骨髄機能抑制による再生不良性貧血や、新生児では危険なグレイ症候群(チアノーゼや心血管虚脱が特徴)がある。

⑥ 合成抗菌薬

1 キノロン系抗菌薬

化学合成によってつくり出された合成抗菌薬であり，化学構造にフッ素を持つものは㊹〔　　　　　　〕系とよばれる。細菌のDNA複製に必要な㊺〔　　　　　　〕*1を阻害し，その作用は㊻〔静菌・殺菌〕的である。抗菌スペクトルが㊼〔広く・狭く〕，有害作用が比較的少ないため，幅広い感染症に用いられるが，使用量の増加に伴い耐性菌の出現が問題になっている。

おもな薬物として，シプロフロキサシンや，オフロキサシン，ノルフロキサシンなどがある。

おもな有害作用にめまい・しびれ・不眠・頭痛などの神経症状がある。また，〔㊹〕系抗菌薬とテオフィリンとの併用は，テオフィリンの血中濃度の上昇をもたらす*2。その他，アルミニウムやマグネシウムを含む制酸剤との併用は，〔㊹〕系抗菌薬の消化管からの吸収をわるくするため注意する。

*1 DNAトポイソメラーゼⅡともよばれる。

*2 薬物がテオフィリンを代謝する酵素を阻害するためである。

2 サルファ剤

古くからある合成抗菌薬であり，細菌の㊽〔　　　〕合成を阻害し，その作用は㊾〔静菌・殺菌〕的である。尿路感染症などに使われる。

おもな薬剤として，スルファメトキサゾールがあり，㊿〔　　　　〕（スルファメトキサゾールとトリメトプリムの合剤）として用いられる。

おもな有害作用に，胃腸障害とアレルギー症状（皮疹など）がある。

C 特殊な感染症の治療薬

1 抗結核薬

おもな抗結核薬として，イソニアジド，エタンブトール，リファンピシン，ピラジナミド，ストレプトマイシンがある*3。イソニアジドとエタンブトールは結核菌の①〔　　　　〕合成を阻害し，リファンピシンは結核菌の②〔　　　　〕合成を阻害する。また，結核治療では治療期間が長いため，③〔　　　　　〕の出現を抑える目的から，2剤以上の併用が行なわれる。

おもな有害作用として，④〔　　　　　　〕による末梢神経炎（疼痛・しびれ・異常感など），リファンピシン・ピラジナミドによる肝機能障害，⑤〔　　　　　〕による視力障害がある。

*3 近年は，結核菌の細胞壁合成阻害作用を持つデラマニドが多剤耐性肺結核に使用される。

2 抗真菌薬

真菌症にはカンジダなどによる深在性のものと，皮膚糸状菌などによる表在性のものがある。抗真菌薬は，真菌の⑥〔　　　　〕の合成阻害や機能阻害などによって真菌の増殖を抑制する。おもな薬物にアムホテリシンB，ミコナゾールなどがある。

▶**アムホテリシンB**　深在性・表在性真菌症に有効で，おもな有害作用に腎機

能障害がある。

▶**ミコナゾール** 深在性・表在性真菌症に有効で，おもな有害作用に添加剤による⑦〔　　　　　　　〕ショックがある。また，グリベンクラミド（糖尿病治療薬）を併用すると，グリベンクラミドの⑧〔　　　　　〕作用が増強するため注意する。

❸ 抗ウイルス薬

ウイルスは，自身の遺伝情報を含んだ DNA または RNA がタンパク質の殻に包まれた構造をしている。ウイルスは，宿主細胞（ヒトに感染した場合はヒト細胞）の代謝機構を利用して自身を複製するため，細菌の構成分子を標的とする抗菌薬は効果が⑨〔 ある・ない 〕。

1 抗ウイルス薬の作用点

①ウイルスの宿主細胞への吸着・侵入・脱外被（脱殻）の阻害，②ウイルス RNA の⑩〔　　　〕阻害または，ウイルス DNA の⑪〔　　　〕阻害，③ウイルスタンパク質の合成阻害，④ウイルス特有の酵素の阻害，⑤ウイルス粒子の遊離阻害がある。

抗ウイルス薬の作用機序とおもな薬物

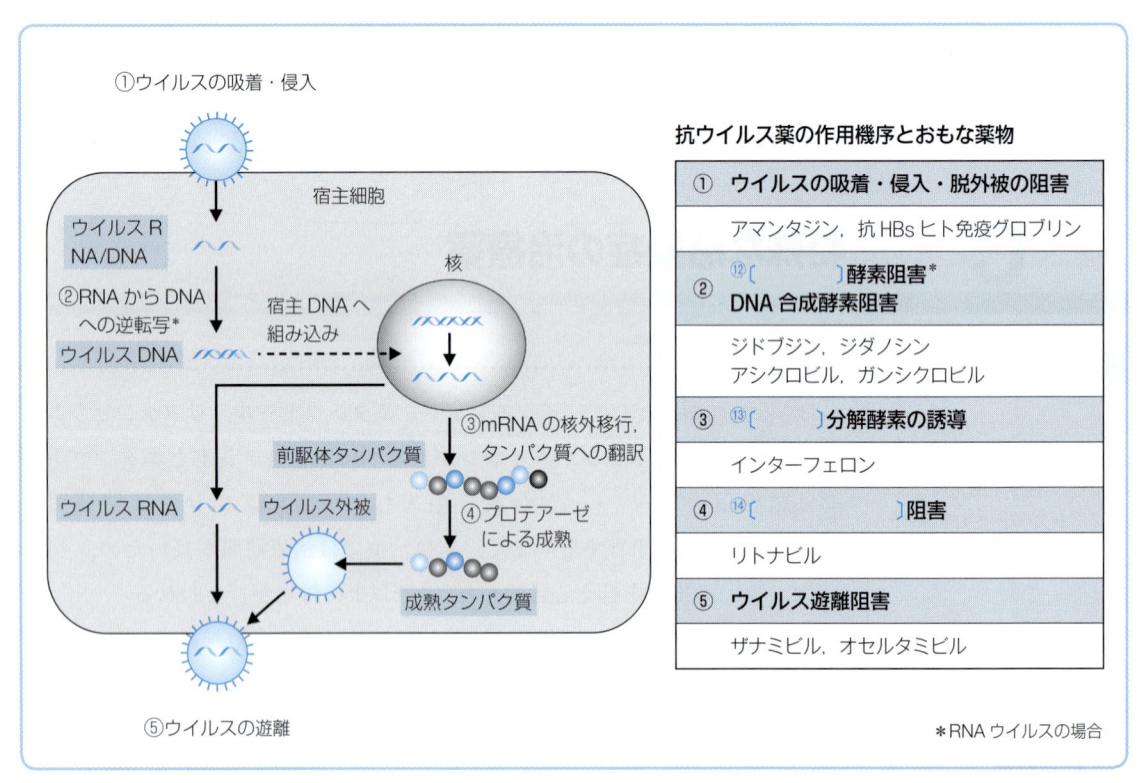

① ウイルスの吸着・侵入・脱外被の阻害
アマンタジン，抗 HBs ヒト免疫グロブリン
② ⑫〔　　　　　〕酵素阻害* DNA 合成酵素阻害
ジドブジン，ジダノシン アシクロビル，ガンシクロビル
③ ⑬〔　　　〕分解酵素の誘導
インターフェロン
④ ⑭〔　　　　　〕阻害
リトナビル
⑤ ウイルス遊離阻害
ザナミビル，オセルタミビル

＊RNA ウイルスの場合

図 1-1　抗ウイルス薬の作用機序

2 おもな抗ウイルス薬

▶**HIV 感染症** HIV は，⑮〔　　〕陽性 T 細胞とマクロファージ系細胞に感染する。HIV 感染症の薬物療法は，複数の抗 HIV 薬の併用が効果的である。抗 HIV 薬の効果は，〔⑮〕陽性 T 細胞数の増加と HIV の RNA 量の減少に

> **感染症の治療における問題点**
>
> 　感染症の治療における問題点として，性感染症の増加，安易な抗菌薬使用による耐性菌の増加，免疫療法・移植手術・救急医学などの進歩による易感染症患者の増加，新興感染症（エボラ出血熱などの新しく発見された感染症）や再興感染症（結核やマラリアなどの根絶されたかにみえた感染症が再び流行）の出現がある。

よって判定する。ジドブジン（アジドチミジン）・ジダノシンはウイルスRNAの逆転写酵素阻害，リトナビルはウイルス特有の酵素を阻害する。

▶**サイトメガロウイルス感染症**　サイトメガロウイルス感染症に有効なガンシクロビルはウイルスDNAの合成阻害によって抗ウイルス作用を示す。

▶**インフルエンザ**　A型に有効なアマンタジンは，ウイルスの宿主細胞への侵入を阻害する。A型・B型に有効なザナミビル（リレンザ®）とオセルタミビル（タミフル®）は，ウイルス粒子の遊離を阻害して抗ウイルス作用を示す。

▶**肝炎ウイルス感染症**　B型・C型肝炎に有効な⑯〔　　　　　　　　　〕はウイルスのmRNAを分解する酵素を誘導し，ウイルスタンパク質の合成を阻害する。B型肝炎に有効な抗HBsヒト免疫グロブリンは，ウイルスDNAの肝細胞への侵入を阻害することによって抗ウイルス作用を示す。C型肝炎に対しては，レジパスビル・ソホスブビル配合剤などの直接作用型抗ウイルス薬（DAA）による治療が主体となっている。

▶**ヘルペスウイルス感染症**　⑰〔　　　　　　　　　〕[*1]はヘルペスウイルス感染症に有効で，ウイルスDNAの合成を阻害することによって抗ウイルス作用を示す。

＊1　この薬物はリン酸化されることで薬効を発揮するが，感染細胞内でのみリン酸化され，正常な宿主細胞ではされないため，選択毒性が大きくヒトへの毒性はきわめて低い。

演習 2　看護師国家試験対策問題

抗菌薬の作用機序

問題 1

正しい組み合せはどれか。
1. アムホテリシンB——真菌の細胞壁の合成を阻害する。
2. テトラサイクリン——葉酸の代謝と拮抗する。
3. ペニシリン————細菌の細胞壁の合成を阻害する。
4. マイトマイシンC——タンパク質の合成を阻害する。

HIV感染症の薬物療法

問題 2

HIV感染症の薬物療法で正しいのはどれか。
1. CD4陽性T細胞の増加で効果が判定できる。
2. 薬剤は単剤で開始する。
3. エイズが発症してから開始する。
4. 妊娠中は禁忌である。

抗菌薬使用時の注意事項

問題 3

基礎疾患のない呼吸器感染症に対する抗菌薬の使用で適切でないのはどれか。
1. セフェム系抗菌薬の投与開始前に，皮内反応の結果を主治医に確認した。
2. 初回投与後30分，蕁麻疹様の皮疹が出現したので減量し，主治医に連絡した。
3. 第2回投与時，冷汗と口唇のしびれ感とが出現したので中止し，主治医に連絡した。
4. 投与後5日，解熱傾向がないので継続投与について主治医に確認した。

副作用（難聴）

問題 4

副作用で難聴の可能性があるのはどれか。
1. マイトマイシン
2. リファンピシン
3. ストレプトマイシン
4. アムホテリシンB

薬剤の副作用

問題 5

薬剤とその副作用の組み合せで正しいものはどれか。
1. ヨード造影剤————————アナフィラキシーショック
2. セフェム系抗菌薬——————髄膜炎
3. 副腎皮質ステロイド—————低血糖
4. アミノグリコシド系抗菌薬——視神経障害

抗ウイルス薬

問題 6

抗ウイルス薬はどれか。

1. ペニシリン
2. アシクロビル
3. エリスロマイシン
4. アムホテリシンB

2章 抗がん薬

A　がん治療に関する基礎事項

*1 「がん」という言葉は，広義には悪性腫瘍全体を，狭義には悪性腫瘍のうち上皮性のがん腫をさす。抗がん薬は広義のがんを治療するための薬である。

　がん(悪性腫瘍*1)は，わが国で死因の1位になっている。がんの治療には，手術療法や放射線療法のほかに，抗がん薬を用いた①〔　　　　　〕がある。〔①〕は，がんが局所的であれば手術療法・放射線療法後の残存腫瘍細胞の破壊による治癒や，症状の緩和を目的として行われる。

1 抗がん作用のしくみ

　がん細胞は②〔　　　　　〕を繰り返しながらさかんに分裂・増殖する。抗がん薬は，核酸やタンパク質の合成の阻害などによって，がん細胞の増殖を抑制する作用(③〔　　　　〕)を持つ。その一方で，細胞傷害性抗がん薬は増殖の盛んな正常細胞*2 にも影響を与え，有害作用を示す。

*2 骨髄細胞・胃腸管上皮細胞・毛母細胞・生殖細胞などは影響を受けやすい。

1 細胞周期特異性

　がん細胞の細胞周期において，ある特定の時期に作用する細胞傷害性抗がん薬を④〔　　　　　　〕といい，細胞分裂が盛んながんに有効である(➡図2-1)。〔④〕は，がん細胞と薬物との接触時間が長いほど，細胞周期のある特定の時期に作用する機会が増える。そのため，一定量を長時間にわたって持続または反復して投与するほうが効果的である(時間依存性薬)。

　細胞周期のすべての時期に有効な細胞傷害性抗がん薬を⑤〔　　　　　　〕といい，どの種のがんにも有効である。〔⑤〕は投与量に依存した抗がん効果をもたらす(濃度依存性薬)。

*3 G_0：休止期，G_1：DNA合成前期，S：DNA合成期，G_2：DNA合成後期，M：分裂期

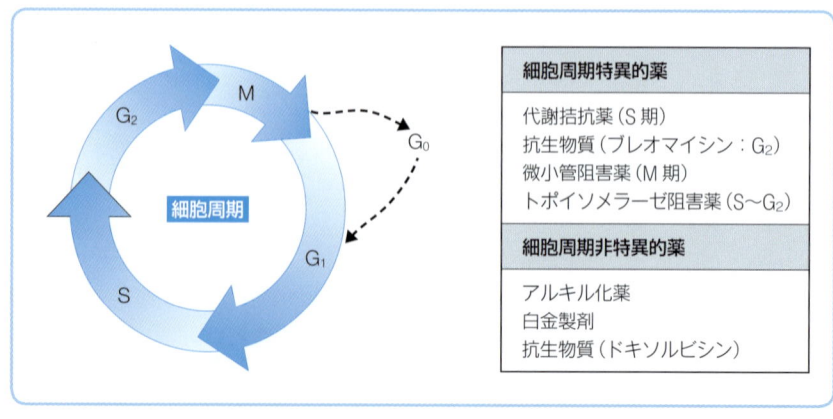

細胞周期特異的薬
代謝拮抗薬 (S期)
抗生物質 (ブレオマイシン：G_2)
微小管阻害薬 (M期)
トポイソメラーゼ阻害薬 ($S \sim G_2$)

細胞周期非特異的薬
アルキル化薬
白金製剤
抗生物質 (ドキソルビシン)

図2-1　細胞周期と抗がん薬*3

❷ がんの化学療法の困難性

◧ 薬剤耐性

がんの化学療法では、抗がん薬ががん細胞に対して効果がなくなる⑥〔　　　　　〕が問題となる。はじめから効果がない場合を⑦〔　　　　　〕、抗がん薬の連続投与によって効果がない細胞があらわれることを⑧〔　　　　　〕という*1。さらに、ある抗がん薬に対して耐性となった腫瘍細胞が、ほかの抗がん薬に対しても耐性となる現象を⑨〔　　　　　〕という。

*1 細胞傷害性抗がん薬に対する薬剤耐性獲得の機序として、①薬剤の透過性の低下、②薬剤の不活性化の促進、③薬剤の標的分子の構造変化、④薬剤の排出機構（P糖タンパク質）の増加、などがある。

◨ 対数（ログ）殺傷

抗がん薬は、腫瘍細胞をある一定の割合で破壊するものである*2。感染症の化学療法の場合、病原体の数が減少してくると、からだの免疫機構が残りの病原体を駆逐するが、がんの化学療法ではそうではない。たとえば、抗がん薬によって 10^{12} 個ある腫瘍細胞のうち 99.9％ が死滅しても、まだ⑩〔　　　　　〕個の腫瘍細胞が残っており、腫瘍細胞を根絶するためには、何度も化学療法を繰り返す必要がある

*2 これを対数（ログ）殺傷という。

◩ 複数の抗がん薬の併用

細胞傷害性抗がん薬を用いたがんの化学療法では、複数の薬剤を同時に投与する⑪〔　　　　　〕が行われる*3。その理由として、①腫瘍細胞の薬物感受性が同一でない、②副作用の軽減をはかる、③薬剤耐性の発現を遅らせる、④相加的効果だけでなく相乗的効果を期待する、などがある。

*3 使用する抗がん薬の用量や用法、治療期間を明記した治療計画書を抗がん薬のレジメンという。

B 抗がん薬各論

❶ 抗がん薬が作用するメカニズム

抗がん薬*4 は、腫瘍細胞の細胞増殖に必要な核酸やタンパク質の合成を阻害し、腫瘍細胞の増殖を抑制する（→表2-1）。

▶ **核酸の合成阻害**　核酸の合成阻害には以下の種類がある。

- DNAの二重鎖の架橋：①〔　　　　　〕薬は、DNAの二重鎖の間を化学的な修飾（アルキル化）によって架橋し、DNAの②〔　　　　　〕を阻害する。白金製剤もDNAの二重鎖間を架橋してDNAの③〔　　　　　〕を阻害する。
- 核酸合成に必要な物質の代謝の阻害：代謝拮抗薬は、核酸の合成に必要な④〔　　　　　〕・ピリミジン塩基・⑤〔　　　　　〕塩基などの類似物質であり、これらのかわりに取りこまれることで核酸の合成を阻害する。
- DNAの断裂：抗がん薬として用いられる抗生物質は、DNAへ結合することや、⑥〔　　　　　〕の産生などによってDNAを断裂する。
- DNAトポイソメラーゼの阻害：植物アルカロイドのエトポシドやイリノテカンなどは、細胞分裂時にDNAの⑦〔　　　　　〕・再結合を行う⑧〔　　　　　〕を阻害する。

*4 抗がん薬は細胞傷害性抗がん薬と分子標的薬に大別される。細胞傷害性抗がん薬には、アルキル化薬、代謝拮抗薬、抗腫瘍性抗生物質、トポイソメラーゼ阻害薬、微小管阻害薬、白金製剤などがある。分子標的薬には低分子化合物のものとモノクローナル抗体がある。

2章　抗がん薬　33

▶ **微小管タンパク質の阻害** 植物アルカロイドのビンクリスチンやパクリタキセルは，微小管タンパク質に作用し，有糸分裂での⑨〔　　　〕の形成や機能を阻害して，腫瘍細胞の細胞分裂を阻害する。

▶ **ホルモン系の阻害** 性ホルモンや性ホルモン拮抗薬は，腫瘍細胞増殖を促進するホルモン系を阻害する。

▶ **信号伝達系の阻害** ⑩〔　　　　　　　　〕阻害薬は，腫瘍細胞の増殖・転移に関する信号伝達系のタンパク質を特異的に阻害する。

▶ **がん細胞表面の抗原への作用** モノクローナル抗体は，腫瘍細胞表面の特異的抗原へ作用し，抗がん作用を示す。

▶ **生体防御機構の活性化** ⑪〔　　　　　　　　〕は，腫瘍細胞に対する生体防御機構を活性化することで抗がん作用を示す。

表 2-1　おもな抗がん薬の臨床

分類	おもな薬剤	適応となる疾患
アルキル化薬	・シクロホスファミド	肺がん，乳がん，卵巣がん，精巣腫瘍，悪性リンパ腫，骨肉腫，リンパ性白血病
	・ブスルファン	慢性骨髄性白血病
	・ニムスチン	脳腫瘍
代謝拮抗薬	・メトトレキサート	白血病，絨毛性疾患
	・フルオロウラシル	消化器がん，乳がん，子宮がん
	・メルカプトプリン	急性白血病，慢性骨髄性白血病
	・シタラビン	急性白血病，固形がんの多剤併用療法
抗生物質	・ブレオマイシン	皮膚がん，頭頸部がん，肺がん，食道がん，子宮頸がん，悪性リンパ腫，神経膠腫，甲状腺がん
	・アクチノマイシン D	ウィルムス腫瘍，絨毛がん
	・ドキソルビシン	悪性リンパ腫，肺がん，消化器がん，乳がん，骨肉腫，膀胱腫瘍
トポイソメラーゼ阻害薬	・イリノテカン	肺がん，手術不能・再発性の結腸・直腸がん
	・エトポシド	肺小細胞がん，悪性リンパ腫
微小管阻害薬	・ビンクリスチン	悪性リンパ腫，急性リンパ性白血病，肺小細胞がん，ウィルムス腫瘍，ユーイング肉腫，多発性骨髄腫
	・パクリタキセル	進行性卵巣がん，転移性乳がん
性ホルモン，性ホルモン拮抗薬	・性ホルモン	ホルモン依存性腫瘍
	・プレドニゾロン	悪性リンパ腫
	・タモキシフェン	乳がん
	・フルタミド	前立腺がん
	・リュープロレリン	前立腺がん，閉経前乳がん
チロシンキナーゼ阻害薬	・イマチニブ	慢性骨髄性白血病
	・ゲフィチニブ	手術不能・再発性の非小細胞性肺がん
モノクローナル抗体	・トラスツズマブ	転移性乳がん
	・リツキシマブ	非ホジキンリンパ腫
	・セツキシマブ	手術不能の結腸・直腸がん
	・ベバシズマブ	手術不能の結腸・直腸がん，非小細胞性肺がん
	・ニボルマブ	悪性黒色腫，非小細胞性肺がん，腎がん
その他	・シスプラチン	悪性腫瘍全般
	・インターフェロンα	腎がん，多発性骨髄腫，慢性骨髄性白血病

2 抗がん薬の有害作用

　細胞傷害性抗がん薬を投与したときにみられるおもな有害作用を表 2-2 に示す。

　また，近年登場してきた⑫〔　　　　〕薬の有害作用として，モノクローナル抗体ではアナフィラキシー様症状など，チロシンキナーゼ阻害薬のイマチニブでは汎血球減少（白血球減少・血小板減少）など，ゲフィチニブでは間質性肺炎などがある。

表 2-2　細胞傷害性抗がん薬のおもな有害作用

有害作用		細胞傷害性抗がん薬
骨髄障害		ほとんどにみとめられる。
消化器症状	吐きけ・嘔吐	ほとんどにみとめられる。（最も強い：⑬〔　　　　〕）
	口内炎	メトトレキサート
	下痢	メトトレキサート，フルオロウラシル，イリノテカン
	便秘	ビンクリスチン
心毒性		ドキソルビシン，ダウノルビシン
肺線維症		メトトレキサート，ブスルファン，ブレオマイシン
肝機能障害		メルカプトプリン，メトトレキサート，エトポシド
腎機能障害		メトトレキサート，シスプラチン
出血性膀胱炎		シクロホスファミド
神経障害	末梢神経炎	ビンクリスチン
	難聴	シスプラチン
脱毛		シクロホスファミド，ドキソルビシン，ダウノルビシン，エトポシド
皮膚毒性		ブレオマイシン
感染症		すべてに共通してみとめられる。

> **分子標的薬**
> 　近年，がん細胞に特有のタンパク質やその増殖にかかわるタンパク質を標的とする，分子標的薬の開発が進んでおり，低分子化合物のもの（チロシンキナーゼ阻害薬など）とモノクローナル抗体がある。機序としては，①シグナル伝達を阻害するもの（イマチニブなど），②がん細胞表面タンパク質の阻害（リツキシマブなど），③血管新生の阻害（ベバシズマブ），④免疫チェックポイント阻害（ニボルマブ）などがある。

演習 3　看護師国家試験対策問題

抗がん薬の副作用

問題 1

抗がん薬と副作用との組み合せで正しいのはどれか。

1. シクロホスファミド──出血性膀胱炎
2. ダウノルビシン────間質性肺炎
3. シスプラチン─────心毒性
4. ビンクリスチン────腎機能障害

抗がん薬

問題 2

抗がん薬について正しいのはどれか。

1. 副作用として骨髄毒性を伴うものが多い。
2. 与薬方法は皮下注射が多い。
3. 副作用の強さは腫瘍縮小効果と相関する。
4. 消化器に対する副作用として胃潰瘍が多い。

悪性腫瘍の治療薬

問題 3

悪性腫瘍と治療薬との組み合わせで正しいのはどれか。

1. 乳がん─────────抗アンドロゲン薬
2. 前立腺がん───────インターフェロン
3. 悪性リンパ腫─────アルカロイド薬
4. 非ホジキンリンパ腫──トラスツズマブ

化学療法中の血球減少

問題 4

化学療法中にがん患者の血球が減少する理由はどれか。

1. 正常な造血細胞も抗腫瘍薬で障害される。
2. 破壊された腫瘍細胞から造血抑制物質が放出される。
3. 腫瘍細胞に対する免疫応答が造血組織に向かう。
4. 残存腫瘍細胞が急激に栄養素を消費する。

抗がん薬の有害作用

問題 5

シスプラチンとイリノテカンとの化学療法のがん患者にあらわれた症状で，投与量の調整を必要とするのはどれか。

1. 尿量減少・下痢
2. 尿量減少・不眠
3. 頭痛・下痢
4. 頭痛・不眠

抗がん薬治療

問題 6

抗がん薬治療で正しいのはどれか。
1. がん細胞に特異的な作用をする
2. 抗がん薬の感受性には個人差がある
3. 副作用が強ければ有効性が高くなる
4. 動脈内投与は禁忌である

抗がん薬治療中の感染予防

問題 7

抗がん薬治療中の感染予防で重要な検査項目はどれか。
1. 好塩基球
2. 好中球
3. 赤血球
4. CRP（C反応性タンパク質）

抗がん薬の有害作用

問題 8

はき気・嘔吐が強く出現する抗悪性腫瘍薬はどれか。
1. シスプラチン
2. ブスルファン
3. ブレオマイシン
4. ビンクリスチン

3章 免疫治療薬

A 免疫系とは

　人体には，自己の組織や細胞と非自己のそれを区別し，細菌などの異物の侵入による組織や機能の障害を防ぐ機構があり，これを免疫系という。

1 免疫系の異常による疾患

　過剰な場合は①〔　　　　　〕疾患，低下した場合は感染症の重症化や②〔　　　　　〕感染などがある。自己免疫疾患や臓器移植には免疫③〔増強・抑制〕薬が，感染症やがんの治療では免疫④〔増強・抑制〕薬が使用される。

2 獲得時期の違いによる免疫系の分類

▶**先天的な免疫系**　体内に侵入した細菌などに対しては，はじめに特異性の低い⑤〔　　　　　〕がはたらく。〔⑤〕は先天的に備わった免疫系であり，①マクロファージや好中球などの⑥〔　　　　　〕による捕食，②補体系[*1]による食細胞の捕食の促進(⑦〔　　　　　〕化)，③サイトカインなどを介した血行の促進や好中球遊走の促進がおこる。

▶**後天的な免疫系**　〔⑤〕で防御が十分でなかった場合には，⑧〔　　　　　〕がはたらく。〔⑧〕は，⑨〔　　　　　〕球を中心としたシステムであり，①以前に経験した侵入者(⑩〔　　　　　〕)を記憶できる，②特異性が⑪〔高い・低い〕，③迅速に免疫反応が誘導される，などの特徴がある。

[*1] 血清中にあり，抗体のはたらきを補助するタンパク質である。肥満細胞（マスト細胞）からのヒスタミン遊離や細菌の融解などにはたらく。

B 免疫反応のしくみ

　食細胞によって捕食・分解された細菌などの侵入物は，酵素などによって小さなペプチドに細分される。細分されたペプチドは①〔　　　　　〕細胞の特異的タンパク分子と複合体を形成し，細胞表面に抗原として提示される。提示された抗原は，その後，②〔　　　　　〕細胞などに認識され，免疫反応を引きおこす。

1 T細胞が中心となる免疫機構

　抗原を認識した〔②〕細胞は，インターフェロンγ（IFN-γ）やインターロイキン2（IL-2）を介して，③〔　　　　　〕（キラー）T細胞，④〔　　　　　〕（NK）細胞を活性化し，同じ抗原を持つ細胞などを攻撃する。このような免疫機構を⑤〔　　　　　〕という。

❷ B細胞が中心となる免疫機構

抗原を認識したT細胞は，IL-4やIL-5などを介してB細胞を増殖させる。増殖したB細胞は，⑥〔　　　　〕となって抗原特異的な抗体を大量に産生・放出し，同じ抗原を持つ細胞などを攻撃する。このような免疫機構を⑦〔　　　　〕という。また，活性化したB細胞の一部は⑧〔　　　　〕となって維持され，次におなじ抗原が侵入したときにすぐに大量の抗体を産生できるようになる。これを⑨〔　　　　〕機構という。

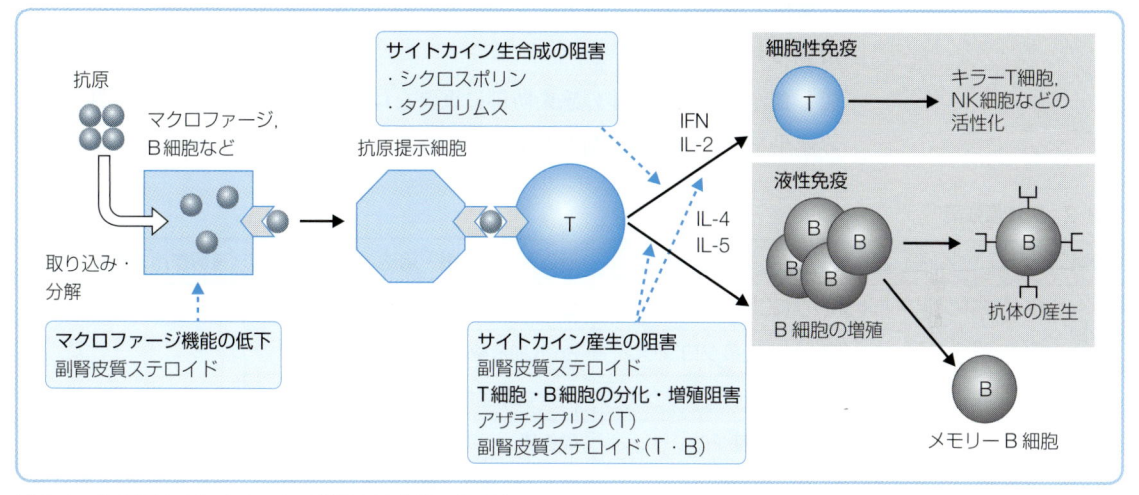

図3-1　免疫反応のしくみによる分類と治療薬の作用点

C 免疫治療薬各論

❶ 免疫抑制薬

免疫抑制薬は，自己免疫疾患や，臓器移植のときにおこる①〔　　　　〕を防ぐために用いられる。

免疫抑制薬には，①ヘルパーT細胞1（Th1）による，サイトカイン*1 生合成を阻害し，マクロファージ・NK細胞・細胞傷害性T細胞などの活性化を抑制する②〔　　　　〕と，②マクロファージの機能を低下，T細胞・B細胞の分化・増殖の抑制をもたらす③〔　　　　〕がある。

*1 インターフェロンγ（IFN-γ），インターロイキン2（IL-2）など

表3-1　免疫抑制薬

分類	おもな薬物	適応疾患・用法	有害作用・備考
〔②〕	シクロスポリン，タクロリムス	腎臓・肝臓・骨髄移植の際の拒絶反応の抑制	感染症の増悪など，吸収に個人差（シクロスポリン），高カリウム血症（タクロリムス）
〔③〕	アザチオプリン	腎移植後の拒絶反応の抑制	骨髄機能の抑制，感染症の増悪，出血傾向，肝機能障害
	副腎皮質ステロイド	免疫機能の抑制	感染症の増悪，骨粗鬆症，消化性潰瘍など

3章　免疫治療薬　39

2 免疫増強薬・予防接種薬

免疫増強薬は，病原体の侵入直後もしくは発症直後に，病変の軽減や治療のために用いられる。

1 免疫増強薬

ヒト免疫グロブリン製剤や抗毒素血清などの④〔　　　〕を与えることによって一時的な免疫状態をつくりだす。これを⑤〔　　　〕という。

⑥〔　　　〕やインターロイキン2は，T細胞を活性化させて免疫機構を増強するサイトカインであるため，これらの製剤が免疫増強剤として用いられる。また，⑦〔　　　〕(G-CSF)は，活発な運動能と食作用を持ち生体の感染防御に重要なはたらきをする好中球の骨髄における産生を促すため，薬剤として用いられる。

表 3-2 免疫増強薬

分類	おもな薬物	適応となる疾患・用法	有害作用・備考
ヒト免疫グロブリン製剤	ヒト免疫グロブリン	低γグロブリン血症，感染症	ショック，発熱，発疹
	抗D(Rho)ヒト免疫グロブリン	Rh式血液型の不適合妊娠	
	抗HBsヒト免疫グロブリン	HBs抗原陽性血液による汚染	
	抗破傷風ヒト免疫グロブリン	破傷風	
〔⑥〕	インターフェロンα	腎がん，慢性骨髄性白血病，多発性骨髄腫	間質性肺炎(小柴胡湯との併用に注意)，発熱，抑うつ，意識障害，幻覚
	インターフェロンβ	膠芽腫，星細胞腫，皮膚悪性黒色腫	
	インターフェロンγ	腎がん	
インターロイキン2	テセロイキン	血管肉腫，腎がん	体液貯留，抑うつ
〔⑦〕	レノグラスチム，フィルグラスチム	骨髄移植時の好中球の増加促進，好中球減少症	ショック，筋肉痛，骨痛

2 予防接種薬

一方，ワクチンや⑧〔　　　〕*1などは，⑨〔　　　〕を与えることによって，免疫機構を刺激し，抵抗力をつける。これを⑩〔　　　〕という。

表 3-3 予防接種薬

分類	適応となる疾患・用法	有害作用・備考
弱毒生ワクチン	麻疹，風疹，おたふくかぜ(流行性耳下腺炎)，結核(BCGワクチン)，ロタウイルスなど	アナフィラキシー様症状，ショックなど
不活化ワクチン	ジフテリア，百日咳，破傷風，日本脳炎，インフルエンザ，A型肝炎，B型肝炎，ポリオ	
〔⑧〕	ジフテリア，破傷風	
抗毒素	ガス壊疽，破傷風，ボツリヌス症，マムシ・ハブなどの毒素	血清病*2

※近年は新型コロナウイルスに対する遺伝子ワクチンも開発されている。

*1 病原体が産生する毒素を，抗原性を保持したまま無毒化したものをいう。

*2 アレルギーⅢ型反応のひとつ。異種タンパク質を抗原として免疫複合体が形成され，血管障害や組織障害が生じる。

演習 4 看護師国家試験対策問題

経口与薬するワクチン

問題 1

経口与薬するワクチンはどれか。

1. 麻疹
2. 風疹
3. ジフテリア
4. ロタウイルス

白血球減少症の治療

問題 2

がん化学療法による白血球減少症に対して用いるのはどれか。

1. エリスロポエチン
2. 顆粒球コロニー刺激因子
3. インターフェロン
4. インターロイキン

能動免疫

問題 3

能動免疫はどれか。

1. γ-グロブリンの与薬
2. 母乳を介した抗体の移行
3. ワクチンの接種
4. 抗血清の与薬

インフルエンザワクチン

問題 4

インフルエンザワクチンの接種で正しいのはどれか。

1. 特異的能動免疫
2. 非特異的能動免疫
3. 特異的受動免疫
4. 非特異的受動免疫

4章 抗アレルギー薬・抗炎症薬

A 抗ヒスタミン薬・抗アレルギー薬

❶ アレルギーとは

異物に対する免疫反応が①〔過剰・過少〕となり，生体にとって好ましくない状態を，アレルギーという。アレルギーを引きおこす原因物質を②〔　　　　〕という。

❷ アレルギーのメカニズムと抗アレルギー薬の作用点

*1 関与する抗体の種類や，補体関与の有無によって，Ⅰ型(即時型)，Ⅱ型(細胞傷害型)，Ⅲ型(免疫複合体型)に分けられる。

*2 Ⅳ型アレルギー反応ともよばれる。

アレルギーの反応には，数分から数時間でおこり，抗体が関与する③〔　　　　　　〕*1と，1～2日くらいたってからおこり，T細胞が関与する④〔　　　　　　　〕*2がある。

1 即時型(Ⅰ型)アレルギー反応

B細胞で産生された⑤〔　　　　〕は，肥満細胞や好塩基球の細胞膜表面にある受容体に結合する。そのあと，抗体がさらに抗原(⑥〔　　　　〕)と結合すると，細胞内のヒスタミンや，ロイコトリエン，アナフィラキシー性好酸球遊走因子，トロンボキサンなどの⑦〔　　　　　　　　〕が細胞外に放出されて，さまざまなアレルギー反応を引きおこす。

また，とくに激しいアレルギー反応を⑧〔　　　　　　　〕反応という。

2 遅延型(Ⅳ型)アレルギー反応

抗原提示によって⑨〔　　〕細胞が活性化されると，マクロファージなどが活性化して組織を傷害したり，サイトカインの放出によって間接的に組織を傷害

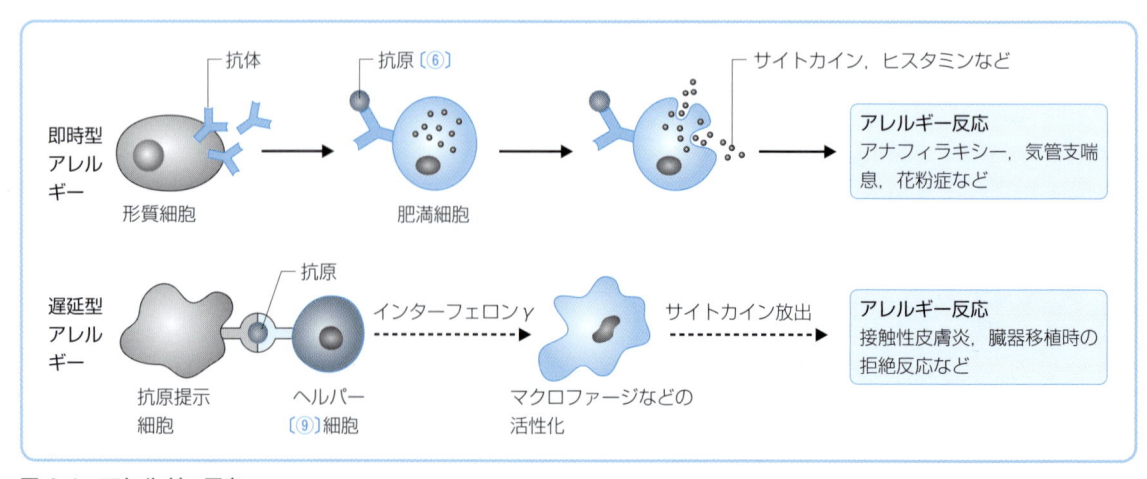

図4-1 アレルギー反応

したりする。また，この反応には抗体や補体は関与しない。

❸ 抗ヒスタミン薬

⑩〔　　　　　〕は，肺・皮膚・粘膜の⑪〔　　　　　〕（マスト細胞）や，好塩基球の顆粒中などに分布している。

〔⑩〕のおもな作用には，①⑫〔　　　　　〕平滑筋の収縮，②細静脈の透過性亢進，③感覚神経刺激などがある。

〔⑩〕の受容体には H_1 受容体と H_2 受容体がある。

1 H_1 遮断薬（抗ヒスタミン薬）

ヒスタミンの H_1 受容体を遮断する⑬〔　　　　　〕は，本来の抗ヒスタミン作用のほかに鎮静作用，⑭〔　　　　　〕作用*1，局所麻酔作用，制吐作用などもある。

おもな H_1 遮断薬には，⑮〔　　　　　　　　〕（かゆみどめに用いられるが，催眠作用が強い），⑯〔　　　　　　　　　〕（ジフェンヒドラミンとクロロテオフィリンの合剤で，乗り物酔いの予防や制吐に用いられる）などがある。

*1 この作用により抗ヒスタミン薬服用時は眠けがおきやすい。

2 H_2 遮断薬

ヒスタミンの H_2 受容体を遮断する⑰〔　　　　　〕は胃酸分泌⑱〔促進・抑制〕作用があり，胃・十二指腸潰瘍治療に用いられる。

おもな H_2 遮断薬には，⑲〔　　　　　〕（有害作用として肝機能低下がある），ラニチジン，ファモチジン，ロキサチジンなどがある

❹ 抗アレルギー薬

これらは予防薬としては有用である。すでに発症しているアレルギーの症状を抑制する効果は⑳〔強い・ほとんどない〕。

1 メディエーターの産生や遊離を抑制する薬物

▶**メディエーター遊離抑制薬**　クロモグリク酸などがある。メディエーター㉑〔　　　〕拮抗作用を持つものもあり，気管支喘息やアトピー性皮膚炎などに用いられる。

▶**抗ロイコトリエン薬**　気管支平滑筋の収縮作用を持つロイコトリエン（LT）の作用を抑制する。プランルカストなどがある。

▶**トロンボキサン A_2 合成酵素阻害・拮抗薬**　気管支平滑筋の収縮作用や気道の過敏性をもたらすトロンボキサン（TX）の作用を抑制する。オザグレル（トロンボキサン A_2 合成酵素阻害薬），セラトロダスト（トロンボキサン A_2 受容体拮抗薬）などがある。

2 IgE 抗体産生を抑制し，アレルギー反応を軽減する薬物

▶**Th2 サイトカイン阻害薬**　Th2 とよばれる㉒〔　　　　　　〕によるサイトカインの産生を㉓〔促進・抑制〕することによって，㉔〔　　　　　〕を抑制する。

4章　抗アレルギー薬・抗炎症薬　43

B 抗炎症薬

1 炎症とは

1 炎症のメカニズムと抗炎症薬の作用点

生体組織が外傷や感染などによって傷害されたとき，傷害を受けた細胞や，肥満細胞，好塩基球から①〔　　　　　　　　〕（PG）類，②〔　　　　　　〕（LT）類，③〔　　　　　　　〕（TX）類が分泌され，発赤，④〔　　〕，⑤〔　　〕過敏，発熱などが引きおこされることである。

*1　リポキシゲナーゼ阻害薬のアゼラスチンなどがある。
*2　シクロオキシゲナーゼには，生理的機能にかかわるPG類の産生に関与するCOX-1と，炎症などで発現するPG類の産生に関与するCOX-2がある。

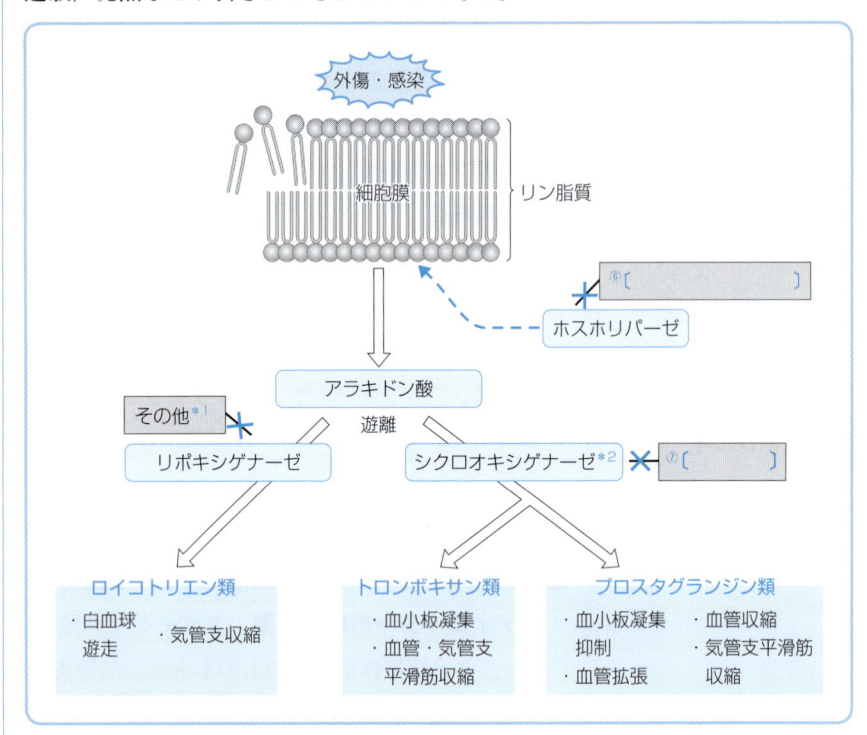

図4-2　炎症のメカニズムと抗炎症薬の作用点

2 プロスタグランジンの生理機能

プロスタグランジン（PG）類は炎症以外にもさまざまな生理機能を持つ。

(1) 子宮で産生されるPGE_2，$PGF_{2\alpha}$は子宮⑧〔拡張・収縮〕作用を持ち，妊娠末期の⑨〔　　　　〕誘発・促進に寄与する。

(2) 胃粘膜で産生されるPGE_2，PGI_2は胃酸分泌の⑩〔抑制・促進〕・胃粘液分泌⑪〔抑制・促進〕による胃粘膜保護作用を持つ。

(3) 腎臓で産生されるPGE_2，PGI_2は腎血流維持・⑫〔　　　　〕分泌促進などの腎機能維持に関係する。

(4) 血管内皮細胞で産生されるPGI_2は⑬〔　　　　　　　　〕作用を持ち，血栓形成を抑制する。一方，血小板で産生されるTXA_2は⑭〔　　　　　　　　〕作用を持ち，出血時に止血を促す。

❷ 非ステロイド性抗炎症薬（NSAIDs）

1 酸性抗炎症薬

▶ ⑮〔　　　　　〕　代表的なNSAIDsである。⑯〔　　　　　　　　〕（COX）を抑制し，①抗炎症作用，②鎮痛作用，③解熱作用，④血小板凝集阻害作用を持つ。有害作用として，〔⑮〕喘息をおこすことがある。

▶ ⑰〔　　　　　　　〕　シクロオキシゲナーゼ阻害作用は強力である。リウマチ性炎症や解熱・鎮痛に用いられる。静注用は未熟児動脈管開存症の適応がある。副作用がおき⑱〔やすい・にくい〕。

▶ **メフェナム酸**　鎮痛作用が強い。手術後や外傷後の炎症・腫脹の寛解に用いられる。

▶ **スリンダク・ロキソプロフェン**　服用後，体内で代謝されて活性物質にかわる⑲〔　　　　　　〕である。副作用がおきにくく，作用時間が長い。

　酸性抗炎症薬の有害作用には，①⑳〔　　　　　〕障害，②㉑〔出血・止血〕傾向，③腎機能障害などがある。また，ほかの薬物との相互作用による有害作用もある*1。

*1　ワルファリンの作用増大，ニューキノロン系抗菌薬との併用によるけいれんなど。

2 塩基性抗炎症薬

㉒〔　　　　　〕などがある。抗炎症作用・鎮痛作用が酸性抗炎症薬に比べて㉓〔強い・弱い〕が，副作用も㉔〔強い・弱い〕ため，酸性抗炎症薬が使えない場合に用いられる。

3 解熱・鎮痛薬

アスピリンと同等の鎮痛・解熱作用を持つ㉕〔　　　　　　　〕などがある。一方で，抗炎症作用はきわめて弱く，副作用が少ないため，妊婦や小児の解熱に用いられる。

> **アスピリン喘息**
> アスピリン喘息は，アスピリンに代表されるNSAIDsの投与によっておこる喘息様の症状である。シクロオキシゲナーゼが阻害されることによって，相対的に気管支収縮作用を持つロイコトリエン類の産生が高まることによっておこる。

❸ ステロイド性抗炎症薬

ステロイド性抗炎症薬としての副腎皮質ステロイドは，㉖〔　　　　　〕（おもにヒドロコルチゾン）や，類似した作用を持つ合成薬品をいう。

おもな薬理作用には①糖新生㉗〔促進・抑制〕，②タンパク質分解㉘〔促進・抑制〕，③副腎皮質刺激ホルモンの分泌㉙〔促進・抑制〕作用，④抗炎症作用，⑤免疫㉚〔促進・抑制〕作用，⑥抗腫瘍作用などがある。

1 副腎皮質ステロイド薬

ヒドロコルチゾン，プレドニゾロン，デキサメタゾンなどがある。①リウマチ疾患，②アレルギー疾患，③ネフローゼ，④リンパ性白血病・悪性リンパ腫，⑤臓器移植後の拒絶反応，などに用いられる。

4章　抗アレルギー薬・抗炎症薬　　45

表 4-1　副腎皮質ステロイド薬の有害作用

有害作用	備考
肥満・体重増加	脂肪の皮下沈着
㉛〔　　　〕	肝臓での糖新生促進
消化性潰瘍	消化管粘膜の修復力不全
㉜〔　　　〕の誘発	免疫機能の減退
精神症状	多幸症・うつ状態・不眠・興奮など
㉝〔　　　〕の低下	副腎不全，離脱症候群(倦怠感・関節痛・吐きけ・頭痛)
骨粗鬆症	骨折
緑内障	眼圧の定期検査が必要
筋無力	筋肉痛，筋肉組織の萎縮
浮腫	ナトリウム摂取制限で予防

C 関節リウマチ・痛風・片頭痛治療薬

1 関節リウマチ治療薬

関節リウマチは①〔　　　〕疾患の1つで，関節周囲組織に傷害が進行して，関節の変形・破壊・機能障害をもたらす疾病である。おもな治療薬に副腎皮質ステロイド，②〔　　　〕性抗リウマチ薬(DMARDs)，生物学的製剤がある。

1 抗リウマチ薬(DMARDs)

いずれも遅効性で，投与開始後，効果がでるまで3週間～2か月以上かかる。

表 4-2　おもな抗リウマチ薬

金製剤	有害作用に下痢，間質性肺炎，腎機能障害，貧血，無顆粒球症など重症なものが多い。
ペニシラミン	金製剤との併用は禁忌。有害作用に重い血液障害がある。
ブシラミン	発症早期の治療に使用される。有害作用に腎障害がある。
③〔　　　　　〕	抗がん薬であるが，免疫抑制作用が強いため，症状が重い場合に用いられる。

2 生物学的製剤(分子標的薬)

④〔　　　　　〕，インフリキシマブなどの抗⑤〔　　　　〕製剤がある。これは関節リウマチ患者の関節では⑥〔　　　　〕(〔⑤〕)が過剰に産生されており，関節の炎症・破壊が促進されていることに基づく。
副作用に重症感染症の発現などがある。

2 痛風・高尿酸血症治療薬

⑦〔　　〕の過剰な産生，または排泄低下によって⑧〔　　　〕血症(7 mg/dL以上)がもたらされる。さらに，関節に尿酸結晶が沈着し，⑨〔　　　〕の遊走と活動により発症する。痛風治療薬には発作治療薬と高尿酸血症治療薬がある。

1 痛風発作治療薬

▶ **インドメタシン** 即効性があり，⑩〔　　　〕時に有効である。
▶ **コルヒチン** 白血球の患部への遊走を阻害する。発作がおきる直前に飲む。下痢・吐きけ・筋脱力などの有害作用がある。

2 高尿酸血症治療薬

▶ **アロプリノール** 尿酸生成を抑制する。⑪〔　　　〕時の第一選択薬とされる。
▶ **ベンズブロマロン・プロベネシド** ⑫〔　　　〕での尿酸の再吸収を阻害し，排泄を促進する。ベンズブロマロンは有害作用として⑬〔　　　〕障害をおこすため，注意が必要である。

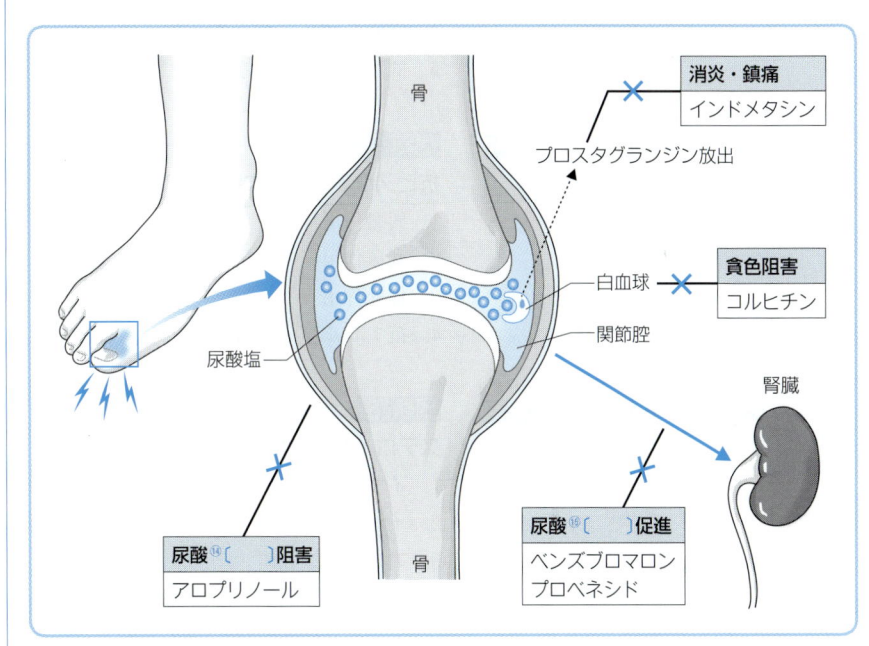

図 4-3 痛風・高尿酸血症治療薬のはたらき

3 片頭痛治療薬

*1 有力な仮説であるが，詳細は明らかになっていない。

片頭痛は，脳血管の収縮に対し，反動として血管が拡張することによっておこるとされる*1。頭痛発作時に使用する急性期治療薬と予防薬がある。

1 急性期治療薬

急性期治療薬は拡張した脳血管を収縮させる。⑯〔　　　〕受容体作動薬の⑰〔　　　〕系のスマトリプタン，ゾルミトリプタンなどがある。

2 予防薬

予防薬には，脳の興奮を抑える（抗てんかん薬でもある）⑱〔　　　〕や，発作の原因となる初期の脳血管の収縮を抑制する⑲〔　　　〕拮抗薬のロメリジンなどがある。

近年は，片頭痛発作にかかわる神経ペプチド，CGRP やその受容体に対する抗体薬として，ガルカネズマブやエレヌマブなどもある。

演習 5　看護師国家試験対策問題

薬物アレルギー

問題 1
薬物アレルギーの発症を予防する方法として最初に行われるのはどれか。
1. 皮膚に貼布してみる。
2. 皮内に注射して反応をみる。
3. 内服させて反応をみる。
4. 点眼して反応をみる。
5. 詳しく問診をする。

抗ヒスタミン薬

問題 2
抗ヒスタミン薬の作用として正しいものはどれか。
1. 興奮作用
2. 利尿作用
3. 催吐作用
4. 抗アレルギー作用

ステロイド性の抗炎症薬

問題 3
ステロイド性の抗炎症薬はどれか。
1. イブプロフェン
2. インドメタシン
3. アスピリン
4. デキサメタゾン

痛風患者の指導

問題 4
痛風患者の指導で適切なのはどれか。
1. 短時間の激しい運動をすすめる。
2. 発作時は尿酸生成抑制薬の服用を促す。
3. 飲酒を制限する。
4. コルヒチンは定時に服用する。

SLE 患者に対するステロイド治療

問題 5
全身性エリテマトーデス(SLE)の患者に対してステロイド療法(プレドニゾロン 60 mg/日)が開始された。副作用およびその予防法で正しいのはどれか。
1. 多幸感がでることがある。
2. 服薬量は夕方に多くする。
3. 耐糖能が低下したら服用を中止する。
4. 胃粘膜保護のために抗菌薬を併用する。

副腎皮質ステロイド薬の副作用

問題 6

副腎皮質ステロイド薬の長期投与による副作用はどれか。

1. 骨粗鬆症
2. 血圧低下
3. 聴力障害
4. 低血糖

NSAIDs の副作用

問題 7

非ステロイド性抗炎症薬で注意すべき副作用はどれか。

1. 薬物依存
2. 無月経
3. 消化性潰瘍
4. 糖尿病

副腎皮質ステロイド薬の副作用

問題 8

副腎皮質ステロイド薬の副作用はどれか。

1. 血糖値上昇
2. 腎機能障害
3. 白血球減少
4. 菌交代現象

薬の副作用

問題 9

薬とその副作用の組み合せで正しいのはどれか。

1. 抗ヒスタミン薬――――――眠気
2. スルホニル尿素薬――――――咳嗽
3. 非ステロイド性抗炎症薬――――――骨粗鬆症
4. アンジオテンシン変換酵素阻害薬――尿閉

ステロイド治療

問題 10

特発性間質性肺炎の患者。毎日プレドニゾロンを 30 mg 内服している。外来受診時に「この数日，目が少し痛いような気がして軽い頭痛もする。薬の副作用なのだろうか」と話した。視力の変化や眼瞼および眼球結膜に充血をみとめない。対応で適切なのはどれか。

1. プレドニゾロンの内服を中止して，数日様子をみる。
2. 日中の外出時には必ずサングラスをかける。
3. 鎮痛薬を内服する。
4. 眼圧を測定する。

5章 末梢での神経活動に作用する薬物

A 神経による情報伝達

1 末梢神経系の分類

末梢神経系は，感覚神経と運動神経からなる①〔　　　　　〕と，交感神経と副交感神経からなる②〔　　　　　〕に分けられる。

自律神経系の神経は，脳・脊髄からなる中枢神経系から出て末梢にいたる。自律神経では，途中の③〔　　　　〕で必ず1回ニューロンが取りかわり，中枢から神経節までを④〔　　　　　〕，神経節から末梢までを⑤〔　　　　〕という。

2 末梢神経系ではたらく神経伝達物質

副交感神経では節前線維の伝達物質は⑥〔　　　　　〕で，節後線維の伝達物質も〔⑥〕である。交感神経では節前線維の伝達物質は〔⑥〕で，節後線維の伝達物質は⑦〔　　　　　〕である。また，脊髄前角から出る運動神経では〔⑥〕が伝達物質である。

伝達物質がアセチルコリンの神経は⑧〔　　　　　　〕といい，伝達物質がノルアドレナリンの神経は⑨〔　　　　　　〕という*1。

*1 中枢ではアドレナリンを伝達物質とするものもある。

3 神経伝達物質の作用と代謝

神経伝達物質は⑩〔　　　　〕で産生され，⑪〔　　　　〕にたくわえられる。この伝達物質は神経刺激によって⑫〔　　　　　〕へ放出され，その一部が

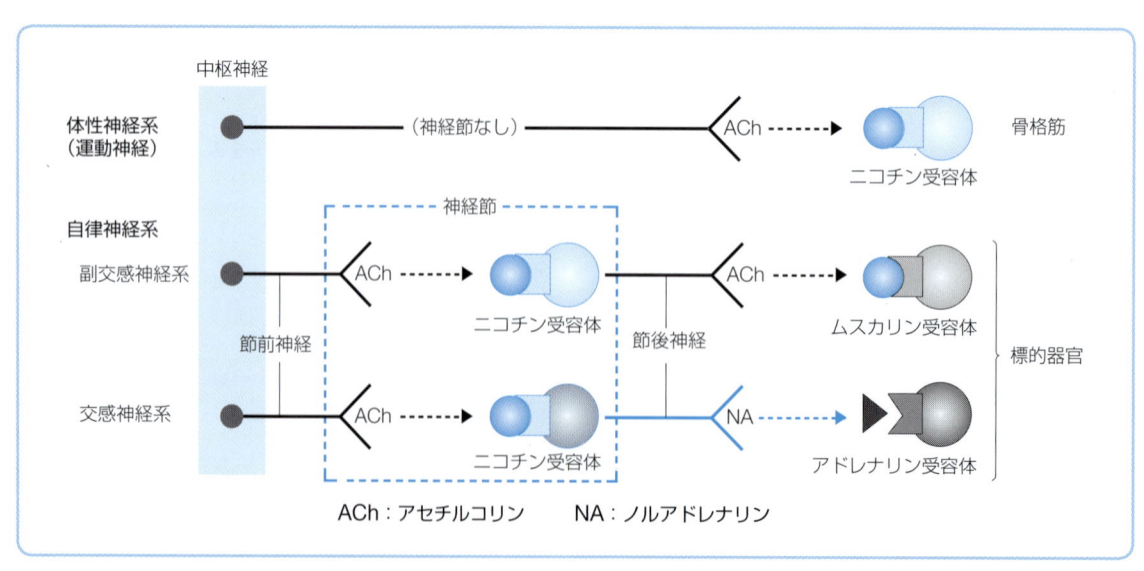

図5-1 自律神経系と体性神経系の神経伝達物質

標的器官にある受容体と結合して情報を伝える。

〔⑨〕の場合，結合しなかった神経伝達物質の多くは，トランスポーターにより〔⑩〕に取り込まれて再利用される。一方，〔⑧〕の場合，〔⑥〕は酵素により分解され，分解で生じた⑬〔　　　〕が神経終末に取り込まれて〔⑥〕の合成に再利用される。

B 自律神経系と薬の作用

1 神経伝達物質の受容体

*1　N受容体は神経節，副腎髄質細胞，運動神経-筋接合部に存在する。

*2　脳内のコリン作動性神経にはM_1受容体，心臓にはM_2受容体，平滑筋や外分泌腺にはM_3受容体が存在する。

*3　$β_3$受容体は脂肪分解作用や膀胱平滑筋の弛緩などに関与する。

伝達物質のアセチルコリンが結合するアセチルコリン受容体には①〔　　　　　〕（N受容体）*1 と②〔　　　　　　　　　〕（M受容体）がある。M受容体にはM_1受容体，M_2受容体，M_3受容体などのサブタイプ*2 がある。

ノルアドレナリンやアドレナリンが結合する③〔　　　　　　　〕にはα受容体とβ受容体があり，さらに機能の異なる$α_1$，$α_2$，$β_1$，$β_2$，$β_3$*3 に細分される。これらの受容体は各器官や組織に分布し，交感神経や副交感神経の興奮よって刺激され，さまざまな生理的反応を引きおこす。

表5-1　自律神経興奮による器官の反応

器官	交感神経興奮 受容体	反応	副交感神経興奮 受容体	反応
心臓・洞房結節 ・収縮力	$β_1$ $β_1$	促進 ④〔促進・抑制〕	M_2 M_2	抑制 ⑤〔促進・抑制〕
気管支平滑筋	$β_2$	⑥〔弛緩・収縮〕	M_3	⑦〔弛緩・収縮〕
消化管平滑筋	$β_2$	⑧〔弛緩・収縮〕	M_3	⑨〔弛緩・収縮〕
末梢血管・皮膚 ・骨格筋 ・内皮	おもに$α_1$ $β_2$ —	収縮 弛緩 —	— — M_3	— — 弛緩（NO産生による）
瞳孔・瞳孔散大筋 ・瞳孔括約筋	$α_1$ —	⑩〔散大・縮小〕 —	— M_3	— ⑪〔散大・縮小〕
唾液	$α_1$	促進（粘稠性）	M_3	促進（漿液性）
腺分泌・消化液（腸管） ・気管支腺 ・汗*（汗腺）	$α_2$ $α_1$ —	抑制 抑制 —	M_3 M_3 M_3	促進 促進 促進

*汗は，交感神経の興奮によって神経末端から放出されたアセチルコリンが，汗腺（エクリン腺）にあるムスカリン受容体（M_3）受容体を刺激して，汗腺の活動を促進することによって分泌される。

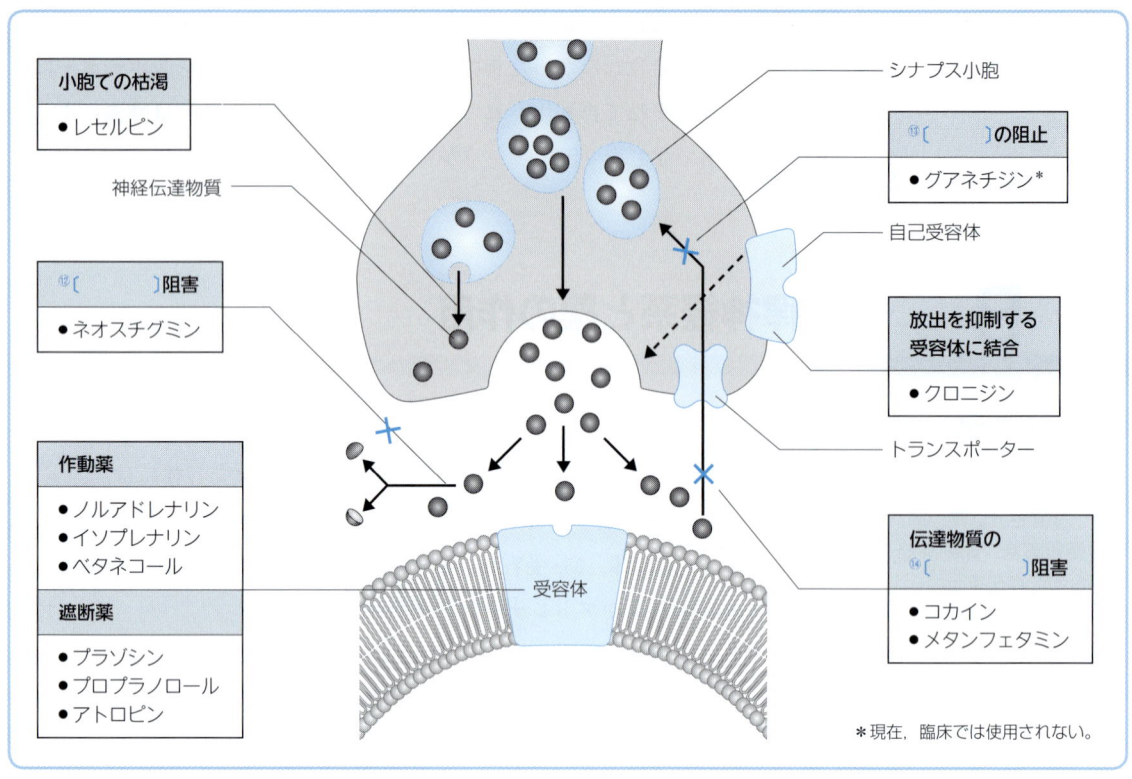

図 5-2 シナプスでの信号伝達と薬物の作用点

C 交感神経作用薬

1 アドレナリン作動薬

1 アドレナリン作動薬の分類

　アドレナリン作動薬は①〔　　　　　〕の興奮時と同様の効果を引きおこす。アドレナリン作動薬には①アドレナリン受容体と直接結合して作用をあらわす直接型（→表 5-2），②交感神経終末に貯蔵されている②〔　　　　　　〕を遊離させて作用をあらわす間接型（メタンフェタミンなど），③両方の作用を兼ねる混合型（③〔　　　　　〕）がある。

表 5-2　アドレナリン作動薬（直接型）の特徴

おもな薬物	特徴
アドレナリン	$\alpha_1 \cdot \alpha_2 \cdot \beta_1 \cdot \beta_2$ に親和性（程度は $\alpha_1=\alpha_2$，$\beta_1=\beta_2$）
ノルアドレナリン	$\alpha_1 \cdot \alpha_2 \cdot \beta_1$ 受容体に親和性（程度は $\alpha_1=\alpha_2$）
イソプレナリン	$\beta_1 \cdot \beta_2$ 受容体にそれぞれ同程度の親和性
ドパミン	ドパミン受容体＞β_1 受容体＞α_1 受容体の順の親和性
ドブタミン	β_1 受容体選択性*
クロニジン	α_2 受容体選択性
サルブタモール	β_2 受容体選択性

＊選択性とは，特定のサブタイプの受容体にのみ，きわめて低い濃度で結合する性質をいう。

2 アドレナリン作動薬の応用例

▶**止血など（アドレナリン）** α₁受容体を介する末梢血管[4]〔拡張・収縮〕作用を利用する。

▶**心臓機能の調整** アドレナリン・ドブタミンは心臓のβ₁受容体を介する心収縮力・心拍出量の[5]〔増加・減少〕作用によって心臓機能を高める。

▶**ショック状態からの回復** ドパミンは腎血管のドパミン受容体を介する腎血管の[6]〔拡張・収縮〕作用，心臓のβ₁受容体・血管平滑筋のα₁受容体を介する[7]〔昇圧・降圧〕作用を利用して，ショックの治療に用いられる。

▶**高血圧の治療** クロニジンは中枢のα₂受容体への作用による延髄にある血管運動中枢*1からの交感神経の活動の抑制，および交感神経終末のα₂受容体への作用によるノルアドレナリンの遊離の抑制によって末梢血管を[8]〔拡張・収縮〕させ，血圧を下げる。

▶**気管支喘息治療** サルブタモールは気管支平滑筋に存在するβ₂受容体に作用して気管支[9]〔拡張・収縮〕をもたらす。

*1 心臓血管中枢ともいう。

2 抗アドレナリン作動薬

1 α（受容体）遮断薬

α遮断薬は，α受容体を介する交感神経興奮を遮断する。おもなものに[10]〔　　　〕治療薬のプラゾシンや，前立腺肥大による[11]〔　　　〕障害の改善薬のタムスロシンがある。

プラゾシンは末梢血管平滑筋のα₁受容体を遮断し，末梢血管を[12]〔拡張・収縮〕させて血圧を低下させる。タムスロシンは尿道および前立腺部平滑筋のα₁受容体を遮断し，平滑筋を[13]〔緊張・弛緩〕させて尿通過を改善させる。

2 β（受容体）遮断薬

β遮断薬は，β受容体を介する交感神経興奮を遮断するはたらきがあり，器官やβ受容体の種類によって，さまざまな作用を示す。

表5-3 交感神経β受容体の種類とβ遮断薬の作用

受容体	器官	受容体刺激の効果	受容体遮断の効果
β₁	心臓	頻脈，心収縮力[14]〔　　〕，刺激伝導[16]〔　　〕	徐脈，血圧[15]〔　　〕，心筋酸素需要量の[17]〔　　〕
β₂	気管支	拡張	気道抵抗上昇（喘息発作の誘発）
β₂	肝臓	血糖[18]〔上昇・低下〕	低血糖からの回復遅延

β遮断薬によってもたらされる徐脈，血圧低下，心筋酸素需要量の減少は，それぞれ頻脈性不整脈，高血圧，狭心症の治療に用いられる。β遮断薬には，①β₁・β₂両方の受容体を遮断するもの，②β₁受容体を選択的に遮断するもの，③β受容体遮断作用に他の作用をあわせ持つものがある。

▶**β₁・β₂受容体を遮断する薬物** 狭心症や頻脈性不整脈の治療に用いられる[19]〔　　　〕，高血圧の治療にも用いられるピンドロールなどが

5章　末梢での神経活動に作用する薬物　53

ある。〚⑲〛は過剰に用いると極端な⑳〚徐脈・頻脈〛をおこす。

▶ $β_1$ 受容体選択性遮断薬　高血圧症・狭心症・頻脈性不整脈の治療に用いられる ㉑〚　　　　　〛やアセブトロールがある。

▶ β 受容体遮断作用以外の作用をあわせ持つ薬物　ラベタロールは β 受容体に加えて $α_1$ 受容体も遮断する作用を持ち，㉒〚　　　　〛の治療に用いられる。ベバントロールは，$α_1$・$β_1$ 遮断作用のほかに ㉓〚　　　　　　〛薬と同様の作用を持ち，高血圧の治療に用いられる。ニプラジロールは $β_1$ 遮断作用のほかに ㉔〚　　　　　　〛と似た作用を持つため，高血圧や ㉕〚　　　　〛の治療に用いられる。

3 β 遮断薬の有害作用

β 遮断薬は，気道抵抗の ㉖〚上昇・下降〛をもたらす。そのため，㉗〚　　　　　〛や閉塞性肺疾患の患者への投与は避ける。

糖尿病治療薬やインスリンの投与を受けている糖尿病患者への β 遮断薬の投与は，これらの薬物による ㉘〚　　　　　〛効果を過度に増幅するため避ける。また，β 遮断薬は，〚㉘〛に対する代償反応としての自律神経症状（頻脈，手指の振戦など）を隠すため，中枢神経症状（めまい，頭痛，けいれん，意識障害）にまで進む可能性があり危険である。

4 ニューロン遮断薬

ニューロン遮断薬は交感神経終末に作用し，㉙〚　　　　　　〛の貯蔵量の減少や遊離を抑制することで交感神経機能を抑制する。おもな薬物にレセルピンやメチルドパなどがあり，高血圧や精神疾患の治療に用いられる。

D　副交感神経作用薬

1 コリン作動薬

1 アセチルコリンの薬理作用

アセチルコリンは，①〚　　　　　〛神経節後線維・運動神経・自律神経節において，神経伝達物質としてはたらく。〚①〛神経が興奮すると，神経終末から放出されたアセチルコリンが，標的器官のアセチルコリン受容体に結合し，血管 ②〚拡張・収縮〛・血圧 ③〚上昇・降下〛・徐脈，腸運動および腺分泌の ④〚亢進・低下〛，瞳孔の ⑤〚拡大・縮小〛などがおこる。

2 おもなコリン作動薬

コリン作動薬は副交感神経の興奮時と同様にムスカリン受容体を介して作用する。しかしアセチルコリンは，神経系や血清，肝臓などにある ⑥〚　　　　　　〛によって瞬時にコリンと酢酸に加水分解されるため，治療薬として用いることはまれである。

治療薬としては，〚⑥〛で分解されにくいベタネコールが，腸管麻痺および

⑦〔　　　　　〕の治療に用いられる。また，コリンエステラーゼ阻害薬は，ムスカリン受容体に加えてニコチン受容体にも作用する。おもな薬物のネオスチグミンは⑧〔　　　　　〕や腸管麻痺の治療に用いられる。

❷ 抗コリン作動薬

① 抗コリン作動薬の薬理作用

抗コリン作動薬は，アセチルコリン受容体を遮断することで，副交感神経の機能を抑制して，さまざまな作用を示す。おもな作用に，①心拍数の⑨〔増加・減少〕（心臓の刺激伝導について迷走神経を介した抑制が阻害される），②気管支⑩〔拡張・収縮〕，消化管運動抑制，⑪〔　　　　　〕*1，排尿⑫〔促進・抑制〕など（平滑筋拡張作用による），③腺分泌の抑制（唾液・消化液・気道分泌液・汗など）がある。

*1 〔⑪〕は，副交感神経性の瞳孔括約筋が抑制されることによって，交感神経性の瞳孔散大筋が優位になることからおこる。

② おもな抗コリン作動薬

おもな抗コリン作動薬に⑬〔　　　　　〕やスコポラミン，ピレンゼピンがある。〔⑬〕は胃・十二指腸潰瘍，消化管・胆管・尿管のけいれん（仙痛）などの治療や，有機リン化合物中毒の解毒，散瞳などに用いられる。スコポラミンも仙痛などの治療に用いられるが，⑭〔　　　　　〕の予防や健忘作用も持っている。ピレンゼピンは⑮〔　　　　〕分泌を選択的に抑えるので，消化性潰瘍治療に用いられる。

③ 抗コリン作動薬の有害作用

抗コリン作動薬の有害作用として，①口渇，②目のかすみ，③頻脈，④便秘，⑤尿閉，⑥⑯〔　　　　　〕*2の悪化などがある。抗コリン作動薬は緑内障や前立腺肥大の患者には禁忌である。

*2 眼圧は眼房水の産生・排出の均衡によって維持されており，眼圧の上昇は〔⑯〕の原因となる。抗コリン作動薬によって散瞳がおこると，眼房水の流れがわるくなり眼圧の上昇がおこる。

E 筋弛緩薬・局所麻酔薬

❶ 筋弛緩薬

筋弛緩薬は薬物の作用の仕方によって，①神経-筋接合部遮断薬，②筋直接性筋弛緩薬，③中枢性筋弛緩薬に分類される。

① 神経-筋接合部遮断薬

神経-筋接合部遮断薬は，神経-筋接合部にあるニコチン受容体に結合して①〔　　　　　〕の信号伝達を阻害する。神経-筋接合部遮断薬には，神経伝達物質のアセチルコリンと競合することで作用する②〔　　　　〕（非脱分極性）筋弛緩薬と，アセチルコリンと同様に脱分極をもたらしたあとに再分極を阻害することで作用する③〔　　　　〕（非競合性）筋弛緩薬がある。

おもな〔②〕筋弛緩薬に④〔　　　　　〕*3，ベクロニウムがあり，おもな〔③〕筋弛緩薬に⑤〔　　　　　〕*4がある。

これらの神経-筋接合部遮断薬は⑥〔　　　　〕時・手術時の筋弛緩に用いられ

*3 代表的な筋弛緩薬であるが，現在臨床では，使用されていない。

*4 サクシニルコリンともいう。

5章 末梢での神経活動に作用する薬物 55

るが，呼吸筋も麻痺させるので人工呼吸器などで呼吸を確保する必要がある。また，スキサメトニウムの有害作用には，悪性高熱症*1 がある。

*1 筋小胞体からカルシウムが遊離して，筋の硬直・高熱・アシドーシスを引きおこし，ときに致命的となる。

2 筋直接性筋弛緩薬

筋直接性筋弛緩薬は，筋小胞体に作用して⑦〔　　　　　〕の遊離を阻害して筋弛緩作用を示す。おもな薬剤に⑧〔　　　　　〕があり，痙性麻痺や全身こむら返り病の治療のほか，悪性高熱症の治療薬としても用いられる。

3 中枢性筋弛緩薬

中枢性筋弛緩薬は，脊髄での多シナプス反射路を⑨〔促進・抑制〕して筋弛緩作用を示す。おもな薬物にチザニジンや⑩〔　　　　　〕があり，脊髄性筋強直の治療などに使われる。

2 局所麻酔薬

局所麻酔薬は，神経細胞膜の⑪〔　　　　　〕を抑制して感覚神経や運動神経を麻痺させる。その効果は感覚神経のほうが運動神経よりも⑫〔速く・遅く〕，感覚のなかでは痛覚が最もはじめに麻痺をおこす。局所麻酔には，以下のものがある。

- 局所麻酔薬を粘膜・創傷面に塗布する表面麻酔
- 手術部位周囲の皮下に注射する浸潤麻酔（縫合・切除などの小手術の際に用いられる）
- 神経幹・神経叢の周囲に注射し，神経支配下の感覚を遮断する伝達麻酔（四肢・指の手術，神経痛の治療などの際に用いられる）
- 脊髄のクモ膜下腔に注入する⑬〔　　〕麻酔（腹部・下肢の手術の際に用いられる）
- 脊髄の硬膜上(外)腔に注入する⑭〔　　〕麻酔

おもな局所麻酔薬に⑮〔　　　　　〕，ブピバカインがある。〔⑮〕は表面・浸潤・伝達・〔⑬〕・〔⑭〕の各麻酔に使われる。麻酔の導入は遅く，効果の持続は中等度である。また〔⑮〕は抗不整脈薬としても使用される。ブピバカインは伝達・〔⑭〕麻酔に使われ，麻酔の導入は速く，効果の持続も長い。

局所麻酔薬のおもな副作用にはけいれんやショックがある。

局所麻酔薬とアドレナリンの併用

局所麻酔薬に少量のアドレナリン（10〜20万倍希釈液）を添加すると全身性の中毒作用が減少し，作用の持続時間も増加する。しかし，手指・陰茎部でのこのような併用は組織壊死をもたらす危険があり，禁忌である。

演習……6 看護師国家試験対策問題

自律神経系と薬の作用

問題 1
正しいものはどれか。
1. アトロピンはコリン作動性で，消化管の緊張を高める。
2. エフェドリンは交感神経遮断作用により，気管支平滑筋を収縮させる。
3. アドレナリンの持つ α 受容体刺激作用は，心臓の収縮力を増加させる。
4. アセチルコリンは副交感神経刺激性で，発汗を促進する。
5. ネオスチグミンは交感神経刺激性で，腸管麻痺に有効である。

β遮断薬の適応症

問題 2
β遮断薬の適応症として正しいものはどれか。
1. 高度の徐脈
2. 気管支喘息
3. 低血圧症
4. 労作性狭心症
5. うっ血性心不全

アトロピン

問題 3
アトロピンの作用で正しいものはどれか。
1. 縮瞳
2. 平滑筋の収縮
3. 唾液の分泌促進
4. 眼圧の上昇

ドパミン

問題 4
ドパミンについて正しいのはどれか。
1. 交感神経の神経伝達物質である。
2. コリンエステル類の一種である。
3. 強心作用がある。
4. 腎血流量が減少しやすい

アドレナリン作動薬投与時の説明

問題 5
入院時，イソプレナリン（アドレナリン作動薬）が投与された。患者に説明する内容で最も適切なのはどれか。
1. 「熱が上がることがあります。」
2. 「ドキドキするようなら教えてください。」
3. 「排尿しづらくなったら教えてください。」
4. 「物が二重に見えるので気をつけてください。」

6章 中枢神経系に作用する薬物

A 中枢神経系のはたらきと薬物

中枢神経における情報伝達は，①〔　　　〕において，②〔　　　　〕が受けわたされることによって行われる。〔②〕にはアミン・アミノ酸・ペプチドなどがある。中枢神経作用薬の多くは，〔②〕の代謝（③〔　　〕・分解・④〔　　　〕など）や，〔②〕の受容体に作用することによって，効果を発現する。

B 全身麻酔薬

❶ 全身麻酔とは

1 全身麻酔の目的

外科手術において必須の全身麻酔には，①〔　　〕消失，②〔　　　〕，③〔平滑・骨格〕筋弛緩，有害な反射の抑制，などの作用が求められる。1種類の麻酔薬だけでこれらの作用が十分に発揮できない場合は，④〔　　　〕薬や〔②〕薬などを併用する。これを⑤〔　　　　　〕という。

2 麻酔の深さ

麻酔の深さを示す⑥〔　　　　〕は，第1期から第4期に分けられる。手術においては，第⑦〔　〕期を短く・軽くして，⑧〔　　　　〕期ともよばれる第⑨〔　〕期の深度を維持できるように麻酔薬の用量・持続時間の調整を行う。

- 第1期（⑩〔　　　〕期）は⑪〔　　　〕の減弱や消失がおこる時期である。
- 第2期（⑫〔　　　〕期）は⑬〔　　　〕消失とともにみかけの⑭〔　　　〕状態がみられる。
- 第3期（⑮〔　　　　〕期）は呼吸・循環以外の反射の⑯〔促進・抑制〕や，⑰〔　　　〕がおこる。
- 第4期（⑱〔　　　　〕）は⑲〔　　　〕の著明な低下や，⑳〔　　　〕の不整・停止がおこり，死にいたる。

3 全身麻酔薬の作用機序

全身麻酔薬の作用機序はいまだ明らかではないが，麻酔薬は神経細胞膜にとけ込み，①㉑〔　　　　　　〕などの立体構造を変化させ，膜の㉒〔興奮・抑制〕性を抑制する，②㉓〔興奮・抑制〕性の神経伝達物質と受容体との反応を促進する，③㉔〔興奮・抑制〕性の神経伝達物質と受容体との反応を抑制する，

などの作用をもたらすと考えられている。

❷ 全身麻酔の前後の処置

手術の前には㉕〔　　　　　　〕が行われる。〔㉕〕は以下の目的で行われる。

- ㉖〔　　　　〕の除去と㉗〔　　　　　〕の誘導による全身麻酔の導入促進
- 手術中や手術後の痛みの軽減
- ㉘〔　　　　〕作用による，手術後のストレスの軽減
- 唾液や気管支粘膜分泌液の㉙〔促進・抑制〕による，窒息と術後㉚〔　　　〕の予防
- 麻酔薬や手術操作による有害作用*1 の抑制
- ㉛〔徐脈・頻脈〕や吐きけ・嘔吐の予防

*1 これらの悪影響は迷走神経の興奮によっておこる。

〔㉕〕には，抗不安薬（ミダゾラム・ジアゼパム），麻薬性鎮痛薬（モルヒネ・ペチジン），抗コリン作動薬（アトロピン・スコポラミン），抗ヒスタミン薬（ファモチジン）などが用いられる。

意識を残しながら外界に対する関心をなくして，鎮痛効果を得る手法を㉜〔　　　　　　　　　〕（NLA）といい，〔㉕〕および全身麻酔の導入・維持に用いられる。NLA では，抗精神病薬の㉝〔　　　　　　　〕と麻薬性鎮痛薬の㉞〔　　　　　　　〕の合剤を静注する。またそのほかに，抗不安薬のジアゼパムと非麻薬性鎮痛薬のペンタゾシンを用いる場合もある。

❸ 吸入麻酔薬

*2 ほかにもハロタンやエンフルランがあったが有害作用が多く，近年は用いられなくなった。

おもな吸入麻酔薬には，亜酸化窒素・イソフルラン・セボフルランがある*2。いずれの薬物も，麻酔の導入・覚醒が速く，その速さは㉟〔　　　　　〕＞㊱〔　　　　　〕＞㊲〔　　　　　〕の順となる。

▶ **亜酸化窒素**　導入期に患者が笑ったような顔つきをみせることから㊳〔　　　〕ともよばれる。導入時間はきわめて短く，呼吸㊴〔促進・抑制〕・血圧㊵〔上昇・低下〕・肝機能障害などの有害作用などはない。しかし，麻酔作用が㊶〔強く・弱く〕，㊷〔　　　　〕作用もほとんどない。

▶ **イソフルラン・セボフルラン**　導入時間が速く，麻酔作用と〔㊷〕作用がすぐれている。しかし，有害作用として，イソフルランやセボフルランは呼吸㊸〔促進・抑制〕・血圧㊹〔上昇・低下〕・肝機能障害がある。

*3 麻酔薬の組み合わせは，GOI（亜酸化窒素・酸素・イソフルラン），GOS（亜酸化窒素・酸素・セボフルラン）など，薬剤の頭文字で示される。

イソフルラン・セボフルランと亜酸化窒素を併用すると，イソフルラン，セボフルランの使用濃度を㊺〔高く・低く〕することができ，呼吸器・循環器・肝臓への有害作用を軽減できる。また，亜酸化窒素だけでは不足する麻酔作用や〔㊷〕作用を補うことができる*3。

❹ 静脈麻酔薬

静脈麻酔薬は簡便に使用でき，作用発現が㊻〔速い・遅い〕などの長所を持つ。一方，①〔㊷〕作用が不十分，②㊼〔　　　　　〕を調節しにくい，③麻酔維持のために注射を繰り返すと覚醒後にめまいや頭痛がおこる，などの短所がある。

おもな静脈麻酔薬に，ミダゾラムや，チオペンタール，プロポフォールがあ

6章　中枢神経系に作用する薬物　**59**

る。チオペンタールは麻酔の⁴⁸〔導入・維持〕には適しているが，⁴⁹〔　　　　〕作用を欠き，麻酔⁵⁰〔導入・維持〕にも適さない。プロポフォールは〔49〕作用が弱いものの，麻酔の〔48〕や〔50〕には適しており，覚醒後に吐きけ・嘔吐を引きおこさないなどの長所を持つ。

C 催眠薬・抗不安薬

1 睡眠の生理

睡眠には，比較的①〔深い・浅い〕睡眠で全睡眠の 70〜80％を占める②〔　　　　〕と，③〔深い・浅い〕睡眠で眼球運動を伴う④〔　　　　〕がある。

〔②〕の深さには，入眠，浅眠，中等度睡眠，深眠の 4 段階がある。通常，睡眠は〔②〕から始まり，①しだいに眠りが⁵〔深く・浅く〕なる，②眠りが⁶〔深く・浅く〕なって〔④〕に入る，③再び眠りが⁷〔深い・浅い〕ノンレム睡眠になる，という⁸〔　　　　〕を繰り返す。正常な場合，〔②〕の深さは，はじめが⁹〔深く・浅く〕，朝が近づくにつれてしだいに¹⁰〔深く・浅く〕なり，覚醒にいたる。

2 GABA 受容体

＊1 GABA 受容体には，GABA_A 受容体と GABA_B 受容体があり，GABA_B 受容体は G タンパク質を介してカリウムチャネルやカルシウムチャネルを調節する。

シナプス¹¹〔前・後〕膜にある GABA_A 受容体*¹ は塩化物イオン（塩素イオン，Cl^-）チャネルとして機能する受容体で，¹²〔　　　　〕（GABA）結合部位，ベンゾジアゼピン系薬物やバルビツール酸系薬物の結合部位を持つ。GABA_A 受容体に GABA が結合すると，チャネルが開口して Cl^- がシナプス¹³〔前・後〕膜に流入する。その結果，細胞内の信号伝達が¹⁴〔増大・低下〕して中枢神経系を抑制する。

催眠薬や抗不安薬として用いられるベンゾジアゼピン系薬物やバルビツール酸系薬物は，GABA_A 受容体に結合すると，¹⁵〔　　　　〕薬物はチャネル開口の頻度を高め，¹⁶〔　　　　〕薬物はチャネル開口の持続時間を延長させ，GABA による中枢神経系の抑制作用を¹⁷〔増強・抑制〕する。

3 催眠薬

1 催眠薬の種類

▶ベンゾジアゼピン系薬物 ¹⁸〔　　　　〕系・視床下部の¹⁹〔増強・抑制〕による抗不安・抗緊張作用を持つ。催眠薬としては，①正常な〔⑧〕をみださない，②比較的安全性が²⁰〔高い・低い〕などの特徴を持つ。

おもな薬物にトリアゾラムやニトラゼパムがある。トリアゾラムは血中半減期が数時間の超短時間作用型で，²¹〔　　　　〕薬として使われる。ニトラゼパムは半減期が 18〜38 時間の中等時間作用型で，²²〔　　　　〕薬として使われる。

ベンゾジアゼピン系薬物には，①²³〔強い・弱い〕依存性がある，②連用によって催眠効果が²⁴〔強く・弱く〕なる，などの欠点もある。これらの薬

物の連用後に使用中止する場合は，時間をかけて減量していくことが必要である。

　　　ベンゾジアゼピン系薬物の有害作用には，㉕〔　　　〕作用があり，重症筋無力症患者には禁忌である。また，眼圧を㉖〔上昇・低下〕させることがあるため，㉗〔　　　〕患者には禁忌である。

▶**バルビツール酸系薬物**　㉘〔　　　　　　〕に作用して覚醒を抑制する作用を持つ。催眠薬としては，レム睡眠が極端に㉙〔多く・少なく〕，ノンレム睡眠が㉚〔浅い・深い〕睡眠周期をもたらす。バルビツール酸系薬物には，①ベンゾジアゼピン系薬物に比べて安全性が㉛〔高い・低い〕，②肝臓の㉜〔　　　　　　〕を誘導する，③依存性が㉝〔強い・弱い〕などの特徴がある。したがって，催眠薬としては，ベンゾジアゼピン系薬物のほうがよく用いられている。

▶**その他**　ベンゾジアゼピン系薬物に似た作用を持つ非ベンゾジアゼピン系薬物として，超短時間型のゾルピデムがある。

2 催眠薬の使用上の注意点

　催眠薬は翌日まで眠けをもたらすことが多い[*1]ため，薬物の選択や用量には注意する。とくに高齢者では睡眠薬の効果が㉞〔強く・弱く〕なるため，薬物の用量に注意が必要である。

*1　これを持ちこし効果という。

④ 抗不安薬

　不安は，情動にかかわる㉟〔　　　　〕系における神経の過剰な活動と関係するといわれる。抗不安薬には，〔㉟〕や視床下部において中枢神経系の活動を抑制するベンゾジアゼピン系薬物や，神経伝達物質のセロトニンの作用を抑制する薬物が用いられる。

▶**ベンゾジアゼピン系薬物**　抗不安薬としては，ジアゼパム，エチゾラム，ロラゼパムなどが用いられる。有害作用として㊱〔　　　〕作用があり，眠け・ふらつき・脱力・倦怠感などをもたらす。また，長期間にわたる連用は依存性をもたらす。

▶**セロトニンの作用を抑制する薬物**　タンドスピロンは，㊲〔　　　　〕神経にある㊳〔　　　　　　〕受容体（5-HT₁ₐ受容体）に作用して，〔㊲〕神経の過剰な活動を抑制する。〔㊱〕作用や依存性がないとされている。

　そのほかに，㊴〔　　　〕薬のパロキセチンも抗不安作用を示す。

D 抗精神病薬

1 統合失調症とは

精神疾患のなかで重要な疾患の1つである統合失調症には，①〔　　　〕症状（妄想・幻覚・支離滅裂な会話など）と，②〔　　　〕症状（感情の平坦化・思考の貧困・意欲の欠如など）などの症状がある。

統合失調症の病因はよくわかっていないが，大脳の③〔　　　〕作動性神経や④〔　　　〕作動性神経の過剰な活動が関連すると考えられている。とくに，〔①〕症状には〔③〕作動性神経のうち，⑤〔　　　〕への経路（中脳-皮質路および中脳-辺縁路*1）が関係すると考えられている。

統合失調症の治療に用いられる抗精神病薬は，この〔③〕作動性神経や〔④〕作動性神経を抑制する作用を持つ（→図6-1）。

*1 ドパミン作動性神経の経路には，ほかにも黒質-線条体路，視床下部-下垂体路などがある。

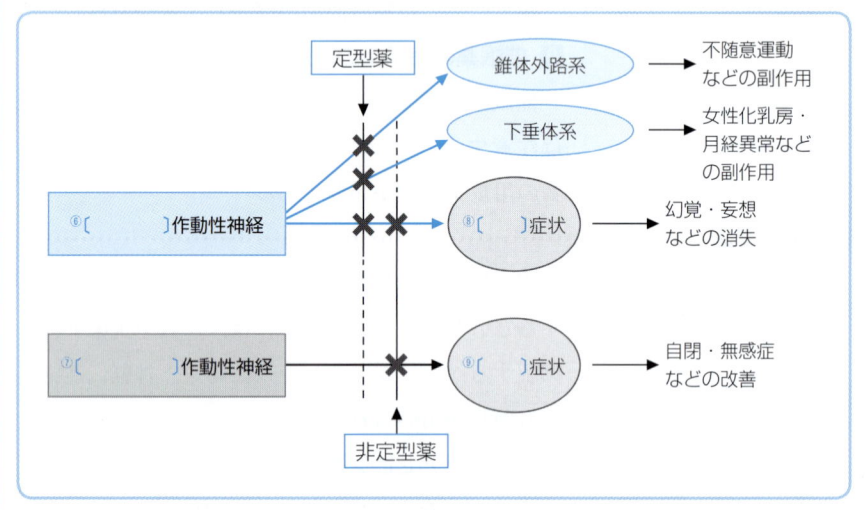

図6-1 ドパミン作動性神経・セロトニン作動性神経と抗精神病薬の作用点

2 抗精神病薬の種類

▶ 定型薬　⑩〔　　　〕受容体遮断薬であり，おもな薬物にクロルプロマジンやハロペリドールがあり，そのほかスルピリドやフルフェナジンも使用される。定型薬は，⑪〔　　　〕系への⑫〔　　　〕神経の経路を遮断して，統合失調症の⑬〔　　　〕症状を改善する。

定型薬は錐体外路系の〔⑫〕神経も遮断する。そのため，有害作用として，①⑭〔　　　〕症候群（筋強直・寡動・振戦），②急性⑮〔　　　〕（筋緊張異常による舌突出，眼球の上転，斜頸など），③⑯〔　　　〕（長期静座不能）などの⑰〔　　　〕症状をもたらす。

また，視床下部で分泌され，乳汁分泌などにかかわる⑱〔　　　〕はドパミンによって放出が阻害されている。定型薬は⑲〔　　　〕系の〔⑫〕神経も遮断するため，〔⑱〕の分泌を促進し，女性化乳房や月経異常*2 など

*2 ゴナドトロピン（性腺刺激ホルモン）の卵巣への作用が抑制され，月経異常がおこる。

の[20]〔　　　　　　〕血症をもたらす。

▶**非定型薬**　[10]受容体と[21]〔　　　　　　〕受容体をともに遮断する薬物で，リスペリドンやオランザピンなどがある。非定型薬は，[11]系への[12]神経の経路を遮断して統合失調症の[22]〔　　　〕症状を改善するとともに，[23]〔　　　　　　　〕神経の経路を遮断するため，[24]〔　　　〕症状も改善する。

　非定型薬は，錐体外路系や下垂体系のドパミン作動性神経への遮断は弱いため，[25]〔　　　　〕症状や[26]〔　　　　　　〕血症をおこしにくい。また，オランザピンは，有害作用として著しい[27]〔　　　〕の上昇をもたらすため，[28]〔　　　　〕およびその既往歴のある患者には禁忌である。

❸ 抗精神病薬の有害作用

　与薬開始後，1～2週間以内に，末梢血管の[29]〔　　　　　〕遮断作用による起立性低血圧，[30]〔　　　　〕作用による口渇・排尿困難・便秘がおこり，ついで[25]症状が発現する。

　また，長期連用により遅発性[31]〔　　　　　　　〕（舌や唇をモグモグするなどの不随意運動が持続する）がおこる。まれに[32]〔　　　　　〕（高熱・筋拘縮・昏睡）がおこる。

E　抗うつ薬

❶ うつ病とは

＊1　近年は遺伝的要因と関連があると考えられている。

＊2　かつては躁うつ病ともよばれていた。なおDSM-5では，抑うつ障害とは別グループとして扱われる。

　気分障害には，①喪失体験などによる悲嘆や疾患，薬物などによって生じる①〔　　　　　　〕，②生活上のできごととの関連が不明な②〔　　　〕（③〔　　　　　〕うつ病＊1），③うつ状態と躁状態を繰り返す④〔　　　　　〕＊2がある。うつ病全体のうち，⑤〔　　　　　〕は60％以上，⑥〔　　　　〕は約25％，⑦〔　　　　　〕は約10～15％である。そのほかに，気分障害に躁状態が主となる⑧〔　　　　　〕もある。

　うつ病には，ノルアドレナリン作動性神経系や，⑨〔　　　　　〕作動性神経系のシナプスにおける機能異常が関係していると考えられている（⑩〔　　　　〕仮説）。

❷ うつ状態に対して用いられる薬

　うつ病やうつ状態に伴う気力減退に対しては，抗うつ薬が用いられる。

　多くの抗うつ薬は，シナプス⑪〔前・後〕膜に存在するトランスポーターの作用を阻害して，シナプス間隙での神経伝達物質（ノルアドレナリン・⑨）の量を増加させることによって，神経伝達機構を回復させると考えられている。

　抗うつ薬の効果は⑫〔速効性・遅効性〕である。また，疾患の特性上，⑬〔　　　　　　〕による自殺を避けるため，薬物の一回あたりの処方日数は最小限にとどめるようにする。

1 抗うつ薬の種類

▶ **三環系抗うつ薬**　化学的に[14]〔　　　〕構造を持つ薬物で，イミプラミン・アミトリプチリンなどがある。イミプラミンは抑うつ・悲哀型のうつ病に有効とされ，アミトリプチリンは，不安・焦燥型のうつ病に有効とされている。有害作用に[15]〔　　　〕作用([16]〔　　　　　〕様作用)があり，口渇・便秘などがおこる。[15]作用は眼圧を[17]〔上昇・下降〕させるため，[18]〔　　　　　〕患者には禁忌である。また，[19]〔　　　　〕作用も持つため，立ちくらみなどがおこりやすい。

▶ **四環系抗うつ薬**　化学的に[20]〔　　　〕構造を持つ薬物で，ミアンセリンなどがある。三環系抗うつ薬に比べて[21]〔速効・遅効〕性があり，催眠・鎮静作用が[22]〔強い・弱い〕。ミアンセリンは，ノルアドレナリン作動性神経からのノルアドレナリンの遊離を促進して，シナプス間隙での濃度を増大させる*1。不安・焦燥型や[23]〔　　　　　〕*2 に有効とされる。[24]〔　　　　　〕様作用は，三環系抗うつ薬に比べて弱い。

▶ **選択的セロトニン再取り込み阻害薬(SSRI)**　選択的に[25]〔　　　　〕のシナプス[26]〔前・後〕への[27]〔　　　　〕を抑制し，シナプス間隙での濃度を上昇させる。抑うつ・悲哀型，抑制型，仮面うつ型に有効とされる。そのほか，パニック発作や強迫神経症にも有効とされる。SSRI に特徴的な有害作用には[28]〔　　　　　〕がある。

▶ **セロトニン・ノルアドレナリン再取り込み阻害薬(SNRI)**　選択的に[25]と[29]〔　　　　　〕のシナプス[30]〔前・後〕への[31]〔　　　　　〕を抑制し，シナプス間隙での濃度を上昇させる。抑うつ・悲哀型，抑制型，仮面うつ型および，不安・焦燥型に有効とされる。SNRI に特徴的な有害作用には，[29]の作用の亢進による頻脈・動悸・血圧上昇などがある。

▶ **その他**　上述のほかにミルタザピン*3 なども用いられる。

2 抗うつ薬の有害作用

抗うつ薬の服用後によくみられる有害作用は，口渇や便秘，振戦，めまい，眠け，動悸などである。これらは服薬当初から発現し，[32]〔　　　〕＞[33]〔　　　〕＞[34]〔　　　〕と SNRI の順に発現頻度が高い。

また，いずれの抗うつ薬も，神経伝達物質(ノルアドレナン・セロトニン)の分解を阻害する[35]〔　　　　　〕阻害薬を投与中，あるいは投与中止後2週間以内の患者には禁忌である。

3 躁状態に対して用いられる薬

おもな抗躁薬に[36]〔　　　　　〕がある*4。効果の発現は[37]〔速効・遅効〕性であり，血中濃度が有効血中濃度を少しでもこえると中毒症状がでるため，血中濃度のモニタリング(TDM)が必要である。

中毒症状では，口渇・多飲・多尿症がよくみられる。そのほかにも，運動失調・振戦・錯乱・けいれん発作があり，腎性尿崩症があらわれることがある。

---

*1　ノルアドレナリン作動性神経のシナプス前膜にあるα₂受容体の阻害によってノルアドレナリンの遊離を促進する。

*2　身体的症状の訴えや，自律神経症状が主であり，抑うつ症状が目だたないタイプのうつ病である。

*3　ミルタザピンはシナプス前細胞のアドレナリンα₂受容体と後細胞のセロトニン受容体(5-HT$_{2,3}$受容体)の阻害作用を持つ。

*4　作用機序として，リチウムによるイノシトール系のシグナル伝達阻害が考えられているが，確定的ではない。

F　パーキンソン症候群治療薬

1 パーキンソン症候群とは

　　　　錐体外路系の神経機能は，①〔　　　　〕作動性神経と②〔　　　〕作動性神経がバランスをとることによって正常に機能している

　　　　パーキンソン病は，運動をつかさどる③〔　　　　　〕の異常により，〔①〕作動性神経において〔①〕が不足して，無動・筋固縮・振戦・突進現象などの④〔　　　　　　　　　〕をもたらす原因不明の疾患である。

　　　　パーキンソン病以外にも神経変性疾患や薬物，脳血管障害などのさまざまな原因によって，〔④〕がみられる場合，これらを総称して⑤〔　　　　　　　　〕という。

2 パーキンソン症候群治療薬

　　　　パーキンソン症候群治療薬は，①⑥〔　　　　〕作動性神経の活性化，②⑦〔　　　　〕作動性神経の亢進の抑制などによって，神経機能のバランスを正常にもどす。

- ▶レボドパ(L-ドパ)　⑧〔　　　　〕の前駆体であり，⑨〔　　　　　　〕を通過できる(〔⑧〕は通過できない)。不足した〔⑧〕を補充する目的で用いられる。

　　　　レボドパの有害作用には，吐きけ・嘔吐，食欲不振，頻脈，起立性低血圧，抑うつなどがある。また，眼圧を⑩〔上昇・下降〕させることがあるため⑪〔　　　〕患者には禁忌である。また，レボドパの長期投与は⑫〔　　　　　　　〕を生じることがある。

　　　　レボドパは末梢血中で⑬〔　　　　　　　　〕によって〔⑧〕に代謝される。投与時に〔⑬〕阻害薬(カルビドパ)を併用すると，脳内に取り込まれる割合が増えるため，レボドパの投与量を減らし，有害作用を軽減できる。

- ▶ブロモクリプチン　⑭〔　　　　　〕受容体作動薬である。視床下部でのプロラクチン分泌抑制ホルモンは〔⑭〕であり，ブロモクリプチンは⑮〔　　　　　　　　〕血症の治療にも用いられる。同様の機序のものにプラミペキソールなどもあり，下肢静止不能症候群の治療にも用いられる。

- ▶アマンタジン　⑯〔　　　　〕遊離促進薬である。不安や幻覚がでやすいので高齢者では注意が必要である。

- ▶トリヘキシフェニジル　⑰〔　　　　　〕薬である。認知症症状がでやすいので高齢者では注意が必要である。

- ▶エンタカポン　末梢でのカテコールアミン分解酵素(COMT)を阻害し，血中レボドパの脳内移行を効率化する。

G 抗てんかん薬

1 てんかんとは

①〔　　　　　〕や意識消失などの発作（②〔　　　　　　〕）が反復的におこる疾患をてんかんという。てんかんは，大脳皮質の③〔　　　　　〕の過剰な発火によって生じる。

てんかんは，①発作が大脳の片側の一部から始まる④〔　　　　　〕，②意識障害があり発作が大脳の両側性に生じる⑤〔　　　　　〕に大別され，さらに，その発作型によって表6-1のように分類される。

表6-1 てんかんの発作型と特徴

発作型		特徴
部分発作	・単純部分発作（皮質焦点発作） ・複雑部分発作（精神運動発作） ・二次性全般化発作	意識障害がない。 意識障害がある。 単純・複雑部分発作から全身けいれんに進展する。
全般性発作	・欠神発作（小発作） ・強直間代発作（大発作） ・ミオクローヌス発作 ・脱力発作	短時間の意識消失がある。 意識消失し，強直性から間代性けいれんに移行する。 四肢のけいれんを伴う。 意識消失と筋力低下が同時におこる。

2 抗てんかん薬

抗てんかん薬は，①大脳皮質ニューロンの過剰な発火の⑥〔促進・抑制〕，②脳内での⑦〔　　　〕作動性神経の活動⑧〔促進・抑制〕によって発作を治療する。抗てんかん薬は発作型によって薬物が選択される。

▶**バルプロ酸** 各種のてんかんに有効である。作用機序として，①電位依存性⑨〔　　　　　　〕の抑制，②電位依存性カルシウムチャネルの抑制，③⑩〔　　　〕分解酵素の阻害，④⑩〔　　〕合成酵素の活性化などがある。

▶**フェニトイン・フェノバルビタール** ⑪〔　　　〕（小発作）以外のてんかんに有効である。フェニトインは電位依存性⑫〔　　　　　〕を抑制して，大脳皮質ニューロンの過剰な発火を抑制する。フェノバルビタールは⑬〔　　　〕受容体に作用して，⑬作動性神経の活動を亢進させる。

▶**エトスクシミド** ⑭〔　　　〕に有効である。電位依存性⑮〔　　　　　〕を抑制して，大脳皮質ニューロンの過剰な発火を抑制する。

▶**カルバマゼピン** ⑯〔　　　　　〕の第一選択薬である。電位依存性⑰〔　　　　　〕を抑制し，大脳皮質ニューロンの過剰な発火を抑制する。

▶**その他** 近年は，ラモトリギンやレベチラセタムなどの新規抗てんかん薬（新世代薬）とよばれる薬物が用いられることもある。

抗てんかん薬の有害作用には，眠け・運動失調・吐きけなどがある。また，

> **てんかん重積症に用いられる薬物**
>
> てんかん発作が30分以上にわたって持続するか，断続的に反復して，その間意識が回復しない状態をてんかん重積症という。生命の危険を伴い救急処置が必要である。あらゆる発作型でおこりうるが，最も多いのは強直間代性発作である。てんかん重積症にはミダゾラム，ジアゼパムなどが用いられる。

⑱〔　　　　〕を持つ薬物も多く，妊婦への投与は注意する必要がある。抗てんかん薬の投与にあたっては，有効血中濃度の維持と，中毒症状の予防のために血中濃度のモニタリング(TDM)が必要である。

H　麻薬性鎮痛薬

麻薬性鎮痛薬は，強力な①〔　　　〕作用を持つ薬物であり，①作用は非ステロイド性抗炎症薬(NSAIDs)に比べてはるかに②〔強い・弱い〕。しかし，同時に有害作用の③〔　　　〕によって④〔　　　〕をもたらすという欠点がある。これらの特徴から，麻薬性鎮痛薬の取り扱いは⑤〔　　　　〕によって法的に規制されている。

1 痛みのメカニズムと麻薬性鎮痛薬の特徴

痛みは，①末梢の炎症(または有痛)部位からの信号が，②⑥〔　　　〕を通って脊髄に入り，③脊髄の中を上行(⑦〔　　　　〕)して視床に入り，③視床を経由(⑧〔　　　　〕)して大脳皮質の知覚領域に到達する。

NSAIDsは，おもに末梢の炎症部位におけるプロスタグランジン(PG)産生を抑制し，PGによる痛覚過敏を抑えることで鎮痛作用を示す(➡p.44)。

一方，麻薬性鎮痛薬は，信号伝達経路のすべてに直接作用し，その作用は末梢神経よりも中枢神経に対して⑨〔強く・弱く〕はたらく。さらに⑩〔　　　〕神経系への作用は，⑪〔　　　〕による痛覚の増感作用を遮断する。そのため，麻薬性鎮痛薬の鎮痛作用は強力であり，内臓痛・骨折痛・末期がんの激痛*1などに対しても鎮痛作用を示す。

*1　一般的にこれらの痛みに対してはNSAIDsは効果がない。

2 生体内における麻薬性鎮痛薬の類似物質

生体内には，麻薬性鎮痛薬と同様の鎮痛作用を持つ⑫〔　　　　〕という物質がある。⑫には，βエンドルフィン，エンケファリン，ダイノルフィンA・Bなどがある。

麻薬性鎮痛薬は，生体内にある⑬〔　　　　〕受容体と結合して作用を示す*2。⑬受容体には3種類があり，それぞれ固有の機能を持つ。⑭〔　〕受容体は鎮痛・呼吸抑制・便秘・縮瞳・多幸感などと関係する。⑮〔　〕受容体は鎮痛・縮瞳・神経不安などと関係する。⑯〔　〕受容体は鎮痛と関係する。

*2　⑬受容体と結合して作用を示す化合物を総称してオピオイドという。

> **モルヒネの薬剤耐性**
>
> モルヒネの連続投与は薬剤耐性(→p.10)をもたらす。モルヒネの作用のうち，耐性が発現するものは，鎮痛や多幸感，鎮咳，呼吸抑制，吐きけ・嘔吐，尿閉である。耐性が軽度あるいは発現しない作用には，縮瞳や便秘がある。

❸ 麻薬性鎮痛薬の種類

1 アヘンアルカロイド

アヘンは⑰〔　　　〕の実から採取され，20種類以上のアルカロイドを含む。おもな成分は⑱〔　　　　　〕であるが，コデインやパパベリンなども含まれる。

▶**モルヒネ**　モルヒネは，鎮痛，多幸感，鎮咳，呼吸抑制，縮瞳，吐きけ・嘔吐，便秘[*1]，尿閉などの作用を持つ。

　モルヒネは臨床において，①⑲〔　　　　〕，②麻酔前与薬，③下痢どめ，④鎮咳などに利用される。また，急性心筋梗塞における⑳〔　　　〕の抑制や，急性肺水腫などによる㉑〔　　　　　〕の改善にも用いられる[*2]。そのほかに，末期がん患者における㉒〔　　　　〕の緩和にも用いられる。

　モルヒネには㉓〔　　　　　〕作用があるため，気管支喘息などの慢性肺疾患に対しては禁忌である。また，モルヒネの多幸感は強い㉔〔　　　　〕をもたらす。

▶**コデイン**　鎮痛効果はモルヒネの1/6程度と弱い。しかし，モルヒネと比べて㉕〔　　　〕が少なく，㉖〔　　　　〕や便秘がおこりにくい。おもに，㉗〔　　　　　〕として用いられる。製剤中のコデイン含有量が㉘〔1/10・1/100〕以下であれば，麻薬の規制から除外される[*3]。

▶**パパベリン**　麻薬の規制から除外されているアヘンアルカロイドである。モルヒネに比べて㉙〔　　　　　〕作用が強く，仙痛や㉚〔　　　　　〕に対して用いられる。

2 合成麻薬・合成鎮痛薬

▶**ペチジン**　合成麻薬である。鎮痛効果はモルヒネの1/10程度であるが，モルヒネと異なり鎮咳・㉛〔　　　　〕の作用はない。〔㉙〕作用を持つため，胆石・尿管結石などによる仙痛に対して用いられるほか，㉜〔　　　　　〕にも用いられる(→p.59)。

▶**ペンタゾシン**　合成鎮痛薬である。麻薬からは除外されているが，麻薬に準じて管理される。鎮痛効果はモルヒネの1/3程度で，呼吸抑制作用は㉝〔強い・弱い〕。

▶**フェンタニル**　合成麻薬である。モルヒネよりも鎮痛作用は強い。全身麻酔，全身麻酔における鎮痛(→p.59)や激しい疼痛(術後疼痛，がん性疼痛)に対する鎮痛などに用いられる。貼付剤は経皮吸収型の持続性がん性疼痛治療薬として用いられる。

[*1] 便秘は，大腸の蠕動運動の抑制，肛門括約筋の緊張亢進，便意の抑制などの総合的作用によっておこる。

[*2] 患者の不安解消や，動脈・静脈の緊張低下によって心臓の負荷が軽減することで呼吸が楽になる。

[*3] 麻薬の規制から除外された家庭麻薬として，市販されている。

3 麻薬拮抗性呼吸促進薬

▶ナロキソン ㉞〔　　　　　　〕受容体遮断薬である。モルヒネやペチジンなどの麻薬による ㉟〔　　　　　　〕の改善に用いられる。鎮痛・鎮咳作用は ㊱〔 ある・ない 〕。

▶レバロルファン ㊲〔　　　　　　〕に麻薬を投与した場合におこる，新生児の〔㉟〕を予防するために用いられる。㊳〔 強い・弱い 〕鎮痛作用を持つ。

4 がん患者に対する麻薬性鎮痛薬の応用

麻薬性鎮痛薬は，㊴〔　　　　　　〕の治療にも用いられる。〔㊴〕の治療には，WHO が定めた以下の基本原則がある。

(1) ㊵〔　　　　〕を基本とする。
(2) ㊶〔　　　〕を決めて規則正しく投与する。
(3) 患者ごとに痛みの ㊷〔 強さ・場所 〕に応じた薬物を選択し，投与 ㊸〔 量・方法 〕を設定する。
(4) 副作用や痛みの変化に対して細やかな配慮をする。

鎮痛薬の選択は，原則(3)に沿って行われる。中等度から高度の痛みでは，㊹〔　　　　〕を基本薬とする麻薬性鎮痛薬（㊺〔　　　　　　〕）の投与となる。また，便秘・吐きけ・呼吸抑制などのモルヒネの副作用に対しては，緩下薬・制吐薬・㊻〔　　　　　〕などが適宜投与される。非オピオイド鎮痛薬やオピオイド鎮痛薬だけでは十分に対応できない複雑な痛みには，鎮痛補助薬*1 が併用される（➡図 6-2）。

*1 主たる薬理作用としては鎮痛作用がなく，鎮痛薬と併用すると鎮痛効果を高め，特定の状況下で鎮痛効果を示す薬物。副腎皮質ステロイド薬や抗うつ薬，抗てんかん薬，抗不安薬などがある。

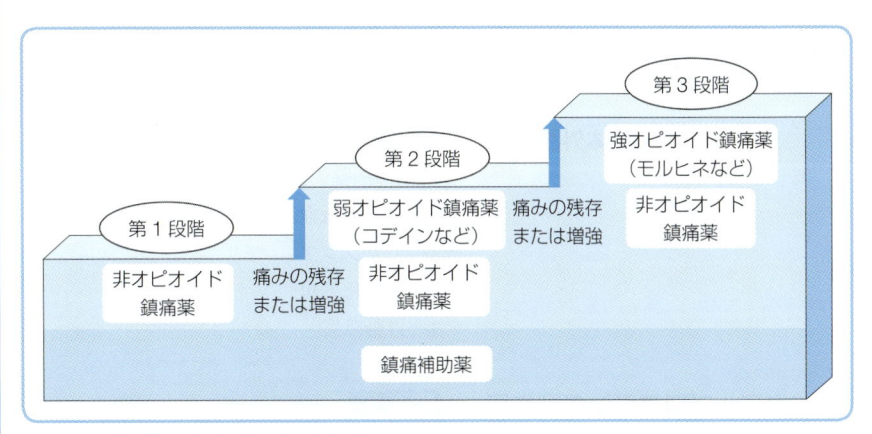

図 6-2 WHO によるがん性疼痛の除痛ラダー

演習 7　看護師国家試験対策問題

麻酔前与薬

問題 1

麻酔前与薬で気管支粘膜からの分泌抑制を目的に使用するのはどれか。

1. アスピリン
2. アトロピン
3. ジアゼパム
4. ペンタゾシン

ジアゼパム服用の注意点

問題 2

ジアゼパム服用中の患者で注意するのはどれか。

1. 転倒
2. 便秘
3. アカシジア
4. 遅発性ジスキネジア

抗不安薬の服用直後の注意点

問題 3

抗不安薬を服用開始直後の患者で最も注意するのはどれか。

1. 便秘
2. 起立性低血圧
3. アカシジア
4. 遅発性ジスキネジア

錐体外路症状

問題 4

抗精神病薬の副作用のうち錐体外路症状として正しいのはどれか。

1. 起立性低血圧
2. アカシジア
3. 女性化乳房
4. 胃腸障害

クロルプロマジンの副作用

問題 5

クロルプロマジン（抗精神病薬）を長期服用している患者で注意すべき副作用はどれか。

1. 薬疹
2. 脱毛
3. 腸管麻痺
4. 薬物依存

オランザピン内服における注意点

問題 6

オランザピン（非定型抗精神病薬）内服中の患者で最も注意しなければならないのはどれか。

1. 高血圧
2. 高血糖
3. 抗尿酸血症
4. 高アンモニア血症
5. 高ナトリウム血症

悪性症候群

問題 7

悪性症候群の症状はどれか。

1. 徐脈
2. 便秘
3. 発熱
4. 過飲水

三環系抗うつ薬の副作用

問題 8

三環系抗うつ薬の副作用はどれか。

1. 高血圧
2. 尿閉
3. 下痢
4. 徐脈

三環系抗うつ薬内服で異常があるときの対応

問題 9

三環系抗うつ薬を内服している 80 歳の女性が「朝から何度もトイレに行っているが，半日以上，尿が出ない」と訴えてきた。優先される対応はどれか。

1. 下腹部痛の有無を確認する。
2. 恥骨上縁部を触診する。
3. 腹部を聴診する。
4. 水分の摂取状況を確認する。

SSRI の副作用

問題 10

うつ病患者が SSRI（選択的セロトニン再取り込み阻害薬）の服用を開始した。観察が必要な症状はどれか。

1. 瘙痒感
2. 吐きけ
3. 口唇の不随意運動
4. 徐脈

SSRI の効果発現の時間

問題 11

A さんに SSRI が処方された。妻は「このお薬は，ふつうはどの程度できくのでしょうか」と看護師に質問した。妻への説明で適切なのはどれか。
1. 「3〜6 時間で効果があらわれます」
2. 「12〜24 時間で効果があらわれます」
3. 「1〜2 週間で効果があらわれます」
4. 「1〜2 か月で効果があらわれます」

パーキンソン病の薬物治療

問題 12

75 歳の女性。パーキンソン病と診断され，レボドパ(L-ドパ)と抗コリン薬とが投与されている。最近，尿意はあるが尿が出にくく，気がつくと尿がもれているという。対応で正しいのはどれか。2 つ選べ
1. 残尿量を調べる。
2. 定期的な排尿誘導を行う。
3. 骨盤底筋運動の指導をする。
4. 抗コリン薬の服薬状況を確認する。
5. 2,000 mL/日以上の水分摂取をすすめる。

モルヒネの副作用

問題 13

モルヒネの副作用について正しいのはどれか。
1. 骨髄抑制
2. 呼吸抑制
3. 聴力障害
4. 満月様顔貌

がん疼痛治療

問題 14

膵がんの進行期にある患者が上腹部と腰部とに強い痛みを訴えはじめた。疼痛に対する薬物療法で最初に試みるのはどれか。
1. 経口モルヒネ
2. コデインリン酸塩
3. 非オピオイド鎮痛薬
4. 副腎皮質ステロイド薬

**不規則な時間に痛みを訴えた
がん疼痛治療患者への対応**

問題 15

がん性疼痛でモルヒネ硫酸塩徐放錠を 1 日 2 回(9 時・21 時)内服している患者が 19 時に痛みを訴えた。このときの対応で最も適切なのはどれか。
1. 睡眠導入薬の内服
2. 塩酸モルヒネ水の内服
3. ペンタゾシンの筋肉内注射
4. 21 時の硫酸モルヒネ徐放錠を早めに内服

7章 循環器系作用薬

A 抗高血圧薬

1 高血圧とは

　血圧とは動脈の血液が血管壁にかける圧力である。心臓の収縮時の①〔最高・最低〕血圧を②〔　　　　　〕，拡張時の③〔最高・最低〕血圧を④〔　　　　　〕という。血圧が慢性的に高い状態（収縮期血圧⑤〔　　〕mmHg 以上または拡張期血圧⑥〔　　〕mmHg 以上）を高血圧といい，血圧値によってⅠ度・Ⅱ度・Ⅲ度などに分類される。

　高血圧になると全身の血管の負荷が⑦〔減少・増大〕し，心臓では⑧〔　　　　〕，小動脈・細動脈では血管の⑨〔　　　　　〕をもたらす。血管の⑨は，動脈壁を⑩〔厚く・薄く〕，弾力性を⑪〔増加・低下〕させ，血管の狭窄や閉塞を引きおこす。血管の狭窄や閉塞は，脳では⑫〔　　　　　　　〕（TIA）や脳梗塞，腎臓では腎機能不全，心血管では虚血性心疾患などをもたらす。

2 抗高血圧薬の作用と種類

　血圧は⑬〔　　　　〕と⑭〔　　　　　　〕によって決まる。⑬には，血液量・心拍数・心収縮力などが関係する。一方，⑭には，⑮〔　　　　〕筋による血管の収縮や拡張が関係する。これらは，⑯〔　　　　〕系や⑰〔　　　　　　　　　〕（RAA 系）によって調節されている。

　抗高血圧薬は，これらの血圧の調節機構に作用して血圧を下げる（➡図7-1）。
　おもな抗高血圧薬には，⑱〔　　　　　　　　　　〕（ACE）阻害薬，⑲〔　　　　　　　　　　〕（ARB），α₁遮断薬，β遮断薬，⑳〔　　　　　　〕拮抗薬，利尿薬があり，それぞれの頭文字から抗高血圧薬のAαBCDといわれる。そのほか近年は，アリスキレンなどの直接的レニン阻害薬も用いられる。

1 ACE 阻害薬・ARB（抗高血圧薬の A）

　RAA 系は以下の機序で血圧を上昇させる。

（1）血中の㉑〔　　　　　　〕前駆体が，腎臓の傍糸球体で産生される㉒〔　　　　　〕によって㉓〔　　　　　　〕に変換される。

（2）㉓が，おもに血管内皮にある㉔〔　　　　　　　　　〕（ACE）よって㉕〔　　　　　　〕に変換される。

（3）㉕は血管平滑筋を強力に収縮させる。また，同時に副腎皮質からの㉖〔　　　　　　〕分泌を促す。

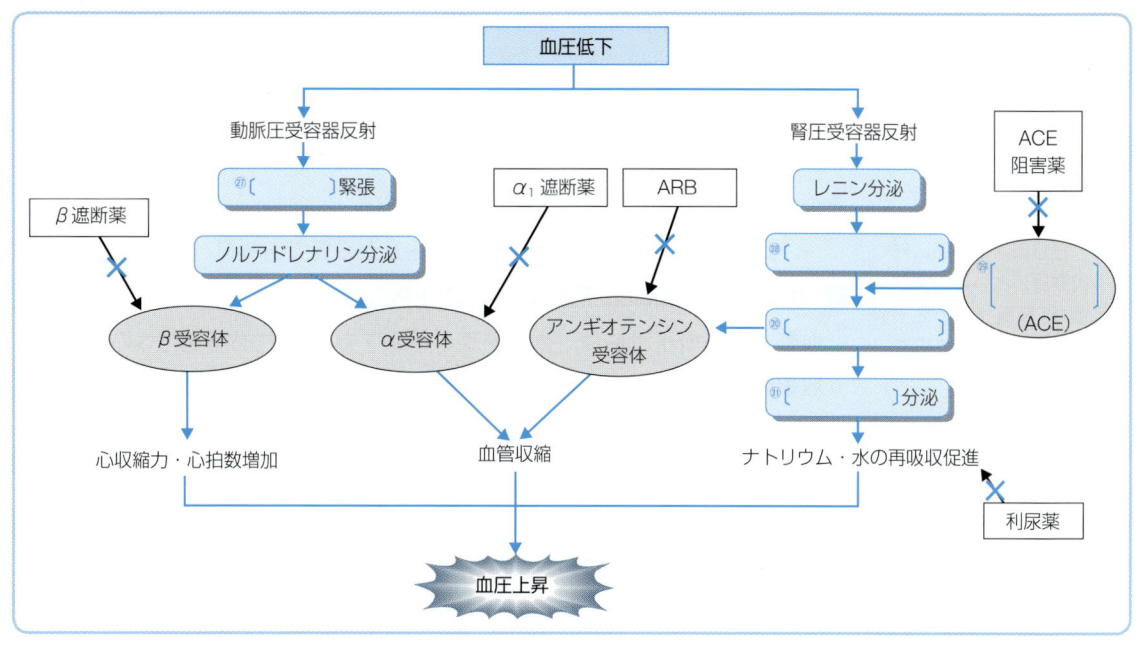

図 7-1　血圧の調節機構と抗高血圧薬の作用点

　(4)〔㉖〕が，ナトリウム・水の再吸収を腎臓の㉜〔　　　〕で促進し，循環血液量を㉝〔増加・減少〕させる。

　ACE 阻害薬や ARB は㉞〔　　　　　　〕の産生や機能を阻害することで降圧作用を示す。

▶ **ACE 阻害薬**　〔㉔〕(ACE)を阻害し，〔㉕〕の産生を阻害する。おもな薬物にカプトプリルがある。おもな有害作用に㉟〔　　　〕がある。

▶ **ARB**　〔㉕〕受容体と結合して，〔㉕〕の作用を阻害する。おもな薬物にロサルタンがある。ARB の有害作用にも〔㉟〕があるが，ACE 阻害薬に比べておこりにくい。

2　α₁ 遮断薬(抗高血圧薬のα)

　㊱〔　　　〕平滑筋に存在する α₁ 受容体は，㊲〔交感・副交感〕神経系を通じて刺激されると，血管を㊳〔拡張・収縮〕させるはたらきを持つ。

　α₁ 遮断薬は，血管平滑筋の α₁ 受容体を遮断して，血管を㊴〔拡張・収縮〕し，㊵〔　　　　　〕を低下させて血圧を下げる。

　おもな薬物にプラゾシンがある。おもな有害作用に㊶〔　　　　〕がある。

3　β 遮断薬(抗高血圧薬の B)

　㊷〔　　〕に存在する β₁ 受容体は，〔㊲〕系を通じて刺激されると，心収縮力と心拍数を㊸〔増加・減少〕させるはたらきを持つ。

　β 遮断薬は心臓の β₁ 受容体を遮断して，心収縮力と心拍数を㊹〔増大・抑制〕し，㊺〔　　　　〕を低下させる。そのほかに，腎臓の㊻〔　　　　〕にある β₁ 受容体も遮断して㊼〔　　　〕分泌を抑制し，㊽〔　　　　　〕の産生を抑制する。

おもな薬物にプロプラノロールがある。プロプラノロールはβ₁受容体，β₂受容体をともに抑制する。β₂受容体の抑制は，喘息患者の⁴⁹〔　　　〕平滑筋を収縮させるため，⁵⁰〔　　　　　〕患者には禁忌である。またβ₂受容体は，肝臓での⁵¹〔　　　　　〕分解を促進し，血糖値を⁵²〔　　　〕させる。そのため，糖尿病患者におけるβ遮断薬と⁵³〔　　　　〕薬との併用は，⁵⁴〔　　　　〕症状をもたらすことがあるので注意が必要である*1。

*1 さらに，低血糖に対する代償反応としての交感神経症状（頻脈・ふるえ・発汗など）があらわれにくくなる。

4 カルシウム calcium 拮抗薬（抗高血圧薬のC）

血管や心筋の平滑筋は，カルシウムイオンの細胞⁵⁵〔内・外〕への流入により収縮する。カルシウム拮抗薬は，血管や心筋に存在する⁵⁶〔　　　　　〕を遮断してカルシウムイオンの細胞⁵⁷〔内・外〕への移動を阻害する。その結果，血管の⁵⁸〔拡張・収縮〕や心機能の⁵⁹〔促進・抑制〕がおこる。

おもなカルシウム拮抗薬に，ニフェジピンやジルチアゼムがある。ニフェジピンは，血管の〔⁵⁶〕を遮断して血管を⁶⁰〔拡張・収縮〕させる。ジルチアゼムは，血管と心筋の〔⁵⁶〕をともに遮断するため，血管の⁶¹〔拡張・収縮〕と心機能の⁶²〔促進・抑制〕をともに促す。

カルシウム拮抗薬の有害作用には便秘・頭痛などがある。

5 利尿薬 diuretic（抗高血圧薬のD）

利尿薬は，その利尿作用によって⁶³〔　　　　〕を減少させ，⁶⁴〔　　　　　〕を下げて，血圧を低下させる。降圧薬としてのおもな利尿薬には，ヒドロクロロチアジド（チアジド系利尿薬），フロセミド（ループ利尿薬）がある。

有害作用には低⁶⁵〔　　　〕血症や，高尿酸血症，高血糖などがある。

③ 高齢者に対する高血圧治療

高齢者に対する高血圧治療においては，以下に留意することが大切である。
(1) 作用のおだやかな薬物（ACE阻害薬，ARB，ニフェジピンなどのジヒドロピリジン系のカルシウム拮抗薬，利尿薬）を使う。また，少量から治療を開始し，徐々に用量を⁶⁶〔増やす・減らす〕ようにしていく。
(2) 肝機能や腎機能が低下していることが多いため，有害作用をおこす頻度が高いことに注意する。
(3) QOLがそこなわれないように配慮する。
(4) 糖尿病・脂質異常症・高尿酸血症などの合併症には，チアジド系利尿薬やループ利尿薬を使用できない場合があることに注意する。

B 狭心症治療薬

① 狭心症とは

①〔　　　　〕がなんらかの原因によって狭くなり，②〔　　　〕が一過的に虚血状態となると，心筋の③〔　　　〕の需要が供給を④〔上・下〕まわる。このとき，

76　7章　循環器系作用薬

⑤〔　　　　〕などの発作がおこる。このような疾患を狭心症という。

狭心症には，冠状動脈の⑥〔　　　　　　〕*1によって血管が狭くなり運動などの労作時に発作がおこる⑦〔　　　　　　〕と，安静時におこる狭心症がある。

安静時におこる狭心症には，冠状動脈の一時的なれん縮を原因とする⑧〔　　　　　　　　〕（異型狭心症）と，冠状動脈の粥腫の破綻に伴う⑨〔　　　〕形成を原因とする⑩〔　　　　　　　〕*2などがある。

狭心症の薬物療法は，①酸素の供給を⑪〔増やす・減らす〕，または，②酸素の需要を⑫〔増やす・減らす〕ことで酸素の需要・供給のバランスをとることを目標とする。おもに，⑬〔　　　〕薬や⑭〔　　　　　〕拮抗薬が用いられる。

薬物療法で症状がなくならない場合は，経皮的冠状動脈インターベンション（PCI）や，冠状動脈バイパス術（CABG）などの非薬物療法が適応となる。

*1 冠状動脈などの内膜に血中の過剰な脂質が粥状の粥腫となって付着し，内膜の肥厚，血管内腔の狭窄および，石灰質の沈着などをもたらす。

*2 近年は急性冠症候群（ACS）の一種とされ，急性心筋梗塞に移行する危険な疾患である。

❷ 硝酸薬

硝酸薬の⑮〔　　　　　　〕や硝酸イソソルビドは，血管の平滑筋細胞内で⑯〔　　　　　〕（NO）を放出して平滑筋を⑰〔緊張・弛緩〕させ，動脈・静脈を⑱〔拡張・収縮〕させる。その結果，①心臓へ戻る血液量（⑲〔　　　　〕）と，②心臓から全身へ血液を送り出すときの血管抵抗（⑳〔　　　　〕）がともに減少し，心筋の酸素需要が減少する。また同時に，冠状動脈の㉑〔拡張・収縮〕によって心血流量が㉒〔増える・減る〕ため，心筋への酸素供給が増加する。

硝酸薬の㉓〔　　〕投与は㉔〔肝・腎〕臓での代謝を受けずに全身循環に入るため，㉕〔　　　　　〕を回避できるうえ，作用発現が㉖〔早い・遅い〕。

硝酸薬のおもな有害作用には，頭痛・動悸がある。また，硝酸薬の代償反応には頻拍・心筋収縮力の㉗〔増加・減少〕があるが，㉘〔　　　　〕薬との併用はこれらの代償反応を抑えるため有効である。

❸ カルシウム拮抗薬

カルシウム拮抗薬のニフェジピン・ジルチアゼム・ベラパミルは，血管や心筋に存在する㉙〔　　　　〕チャネルを遮断して，血管平滑筋の㉚〔拡張・収縮〕に関与するカルシウムイオンの㉛〔流入・流出〕を阻害し，血管を拡張する。その結果，血管抵抗を減少し，心筋の酸素需要が減少する。

カルシウム拮抗薬は㉜〔　　　　　〕を拡張させるため，㉝〔　　　　　〕狭心症の治療にも有効である。ただし，ジルチアゼム・ベラパミルは心機能の㉞〔増大・抑制〕作用も強いため，うっ血性心不全患者，洞房・房室㉟〔　　　　　〕などがある患者に対しては禁忌である（→表7-1）。

*3 作用の強さは◎＞○＞●＞△＞▲の順で，×は作用がないことを示す。

表7-1　おもなカルシウム拮抗薬とその特徴*3

薬物名	血管の拡張	心収縮力の抑制	洞房結節の抑制	房室結節の抑制
ニフェジピン	◎	▲	▲	×
ジルチアゼム	●	△	◎	○
ベラパミル	○	○	◎	◎

7章　循環器系作用薬　77

4 β遮断薬

β遮断薬のプロプラノロールは，㊱〔　　　〕・心筋収縮力を㊲〔増大・抑制〕して，心筋の酸素需要を減少させる。ただし，β遮断薬の効果は動脈硬化による労作狭心症に対して㊳〔即時的・予防的〕にはたらく。そのため，急性発作や〔33〕狭心症には無効である。

5 カリウムチャネル開口薬

カリウムチャネル開口薬のニコランジルは，血管平滑筋細胞の㊴〔　　　〕チャネルを開き，膜電位を過分極させて，二次的に㊵〔　　　〕イオンの細胞内への流入を抑制して，冠血管を拡張させる。また，㊶〔　　　〕薬としての作用もあわせ持ち，一酸化窒素（NO）による冠血管㊷〔拡張・収縮〕作用も示す。ニコランジルは，労作性狭心症や，冠れん縮性狭心症の治療に有効である。

C うっ血性心不全治療薬

1 うっ血性心不全とは

*1 冠状動脈疾患，心筋疾患（特発性・二次性），弁膜症，心膜疾患，高血圧，不整脈などがあげられる。

心不全とは，さまざまな原因*1によって心臓の①〔　　　〕機能が低下し，全身の各組織への血液の拍出が不十分となる状態をさす。拍出量の低下に伴い，肺循環や体循環において拍出しきれない血液が②〔　　　〕症状をおこすため，③〔　　　　　〕とよばれる。

左心不全では，④〔左・右〕心室の機能が低下し，⑤〔体・肺〕循環への拍出が低下するため，⑥〔体・肺〕循環の静脈圧が上昇し，肺に〔②〕がおこる。右心不全では，⑦〔左・右〕心室の機能が低下し，⑧〔体・肺〕循環への拍出が低下するため，⑨〔体・肺〕循環の静脈圧が上昇し，全身に⑩〔　　　〕がおこる。両側の心不全がおこった場合を⑪〔　　　　〕という。

治療薬には，⑫〔　　　〕薬（ジギタリス・ドブタミン）や，ホスホジエステラーゼ（PDE）Ⅲ阻害薬，選択的β₁作動薬，利尿薬，ACE阻害薬などがある。

2 ジギタリス

ジギタリスは，⑬〔　　　　　〕の葉に含まれる⑭〔　　　　〕・ジギトキシンをさす。

▶ジギタリスの作用　ジギタリスは，強心・利尿作用（⑮〔　　　〕の増加，腎血流量の増加）を持つ。また，これらの作用は交感神経の活動を⑯〔増加・低下〕させるため，⑰〔頻・徐〕脈などの二次的作用も持つ*2。ジギタリスは，①うっ血性心不全，②⑱〔　　　〕不整脈（心房細動・心房粗動）の治療に用いられる。

*2 ジギタリスには迷走神経刺激作用もあり，徐脈や房室伝導抑制をもたらす。

ジギタリスの強心作用の作用機序は，心筋細胞の⑲〔　　　〕ポンプを阻害し，細胞内の〔⑲〕イオンを増加させることによる。〔⑲〕イオンの増加により，ナトリウム／カルシウム交換体による⑳〔　　　〕の細胞外へ移送

が減少し，細胞内の[20]イオンが増加するため，心筋の収縮力が高まる。

▶ **ジギタリス中毒** ジギタリスは[21]〔　　　〕が1日以上と長いため，連用によって中毒症状をおこす。また，安全域が[22]〔広く・狭く〕，容易に中毒をおこすので，[23]〔　　　〕のモニタリング(TDM)が必要である。ジゴキシンの[21]（約1.5日）は，ジギトキシン（約6〜7日）に比べて短いため，蓄積による中毒を比較的おこしにくい。

おもな中毒症状として，循環器系では[24]〔　　　〕があり，自動能の亢進による[25]〔　　　〕，房室結節の伝導抑制による[26]〔　　　〕などがある。消化器系では，食欲不振，吐きけ・嘔吐，下痢がある。中枢神経系では，頭痛，不眠，抑うつ，視覚障害([27]〔　　　〕・霧視)がある。

❸ 選択的β₁作動薬・ホスホジエステラーゼⅢ阻害薬

選択的β₁作動薬のドブタミンや，ホスホジエステラーゼⅢ(PDE Ⅲ)阻害薬のミルリノンは[28]〔急性・慢性〕心不全の治療薬として用いられる。

ドブタミンは，①心筋のβ₁受容体を介した[29]〔　　　〕の産生，②[29]による[30]〔　　　〕の活性化，③[30]による[31]〔　　　〕チャネルの活性化，④細胞外から細胞内への[31]イオン流入の増大，という経過をへて，心筋の収縮力を高める。

ミルリノンは，心筋の[29]を加水分解するPDE Ⅲを阻害する。この作用によって，[29]のはたらきが増強するため，心筋の収縮力が高まる。

❹ 利尿薬・ACE阻害薬

利尿薬やACE阻害薬は，[32]〔急性・慢性〕心不全の第一選択薬である。利尿薬は，水分の排出を促進し，肺うっ血と[33]〔　　　〕を改善する。ACE阻害薬は，[34]〔　　　〕の産生を阻害するため，[34]による血管平滑筋収縮を抑制し，血管抵抗を軽減させる。また，[35]〔　　　〕の分泌と，それに伴う[36]〔　　　〕や水分の貯留を抑制する。

D 抗不整脈薬

❶ 不整脈とは

1 不整脈の分類

心筋は，心臓を流れる電気的な刺激に反応して収縮を繰り返す。刺激が伝わる道を①〔　　　〕といい，②〔　　　〕→心房→③〔　　　〕→④〔　　　〕→右脚・左脚→プルキンエ線維という経路をたどる。

[①]で心拍が正常にきざまれる状態を⑤〔　　　〕といい，正常でない状態を不整脈という。不整脈は，心拍数が50回/分以下になる⑥〔　　　〕と，心拍数が100回/分以上になる⑦〔　　　〕に大別される。

[⑥]には，洞房結節やその周辺の障害により生じる⑧〔　　　〕，房室

接合部の障害により生じる⑨〔　　　　　〕，右脚・左脚の障害による⑩〔　　　　　〕などがある。〔⑥〕の治療はペースメーカー療法が主となるが，薬物療法ではイソプレナリンや⑪〔　　　　　〕薬のアトロピンが用いられる。

〔⑦〕には，洞性頻脈，心房性・心室性期外収縮，上室性頻拍，心房細動・心房粗動，心室頻拍，心室細動などがある。〔⑦〕の原因は，活動電位（⑫〔　　　　〕）生成の異常（異常⑬〔　　　　〕）と，⑭〔　　　　〕による刺激伝導の異常（⑮〔　　　　〕）がおもなものである。〔⑦〕の治療には，カテーテル-アブレーションや電気的除細動などと，抗不整脈薬などによる薬物療法が行われる。

2 心筋細胞の電気活動

心筋細胞は，刺激が伝わるとそれに応答して，さまざまなイオンが細胞内外へ流入・流出し，細胞膜の⑯〔　　　　〕が変化する。この〔⑯〕の変化を⑰〔　　　　〕といい，0～4相に分類される。抗不整脈薬はこれらのイオンの流入・流出を⑱〔促進・抑制〕して，心臓の興奮性を低下させる。

▶ 0相　膜電位依存性の⑲〔　　　　〕チャネルが開き，〔⑲〕イオンが細胞内へ急激に流入して，急速な⑳〔　　　　〕と，オーバーシュート（細胞内外の一時的な電位差の逆転）がおこる。

▶ 1相　㉑〔　　　　〕チャネルが閉じ，塩化物イオン（塩素イオン）の細胞内への流入によって最初の速い㉒〔　　　　〕がおこる。

▶ 2相　膜電位依存性の㉓〔　　　　〕チャネルが開口し，細胞内へ〔㉓〕イオンが流入するが，㉔〔　　　　〕イオンの細胞外へ流出とバランスがとれることで㉕〔　　　　〕相を形成する。

▶ 3相　㉖〔　　　　〕チャネルが閉じ，㉗〔　　　　〕イオンの流出で再分極がおこる。

▶ 4相　㉘〔　　　　〕電位に近づく*1。

*1 このとき，Na⁺/Ca²⁺交換体によって，Ca²⁺は細胞外へ，Na⁺は細胞内へ戻る。また，Na⁺/K⁺ポンプによって，Na⁺は細胞外へ，K⁺は細胞内へ戻る。

2 抗不整脈薬の種類

1 ボーン・ウイリアムズ分類

抗不整脈薬は，基本的に㉙〔　　　　〕に及ぼす作用に基づいて4群に分類される（㉚〔　　　　〕分類）。いずれの抗不整脈薬も心筋の異常興奮を抑えるが，同時に㉛〔　　　　〕を阻害する副作用をあわせ持つ。

▶ Ⅰ群　㉜〔　　　　〕チャネルを遮断し〔㉜〕イオンの流入を抑制して，興奮性を低下させる。〔㉜〕チャネルとの結合/解離の速さ，㉝〔　　　　〕*2の長さによってさらにIa，Ib，Icに分けられる。おもな薬物に，キニジンやプロカインアミド，リドカイン，ジソピラミドなどがある。

リドカインは，㉞〔　　　　〕よりも㉟〔　　　　〕筋の異常自動能を抑制するため，㊱〔上室性・心室性〕よりも㊲〔上室性・心室性〕の不整脈に有効である。プロカインアミドの有害作用には，㊳〔　　　　〕型薬疹の発生がある。

▶ Ⅱ群　㊴〔　　　　〕を遮断し，㊵〔交感・副交感〕神経興奮によって生じる

*2 第0相から第2相までの間と第3相の約半分の間を不応期といい，どれほど強い刺激でも心筋を再興奮できない。

不整脈を抑制する。抗狭心症・抗高血圧薬でもあるため，これらと合併した不整脈に用いられる。㊶〔　　　　　　〕，気管支喘息，閉塞性肺疾患患者には使用しない。おもな薬物にプロプラノロールがある。

▶ Ⅲ群　㊷〔　　　　　　〕チャネルを遮断し，〔㊷〕イオンの流出を抑制して，㊸〔　　　　　　〕を延長させる。おもな薬物にアミオダロンがある。アミオダロンは㊹〔　　　　　　〕不整脈に有効率が高いが，㊺〔　　　　　　〕肺炎・肺胞炎などの重篤な有害作用が多い。

▶ Ⅳ群　㊻〔　　　　　　〕拮抗薬であり，洞房結節の細胞内への〔㊻〕イオンの流入を抑制して，異常な興奮を抑制する。おもな薬物にベラパミルがあり，㊼〔上室性・心室性〕不整脈に有効である。

E 利尿薬

利尿薬は，体内の①〔　　〕や，②〔　　　　　　〕イオン（Na⁺）などを排泄させる作用を持つ。利尿薬はうっ血性心不全などによる③〔　　　〕の改善や，高血圧における④〔　　　　　　〕などのさまざまな用途に用いられる。

1 腎臓の利尿機構

腎臓では，⑤〔　　　　　　〕における濾過や，⑥〔　　　　　　〕における再吸収・排出などを経て，尿が生成・排泄される。

〔⑥〕では，水の透過性がない⑦〔　　　　　　〕上行脚を除いて，⑧〔　　　　　　〕イオンが再吸収されると⑨〔　　　〕も再吸収される。利尿薬は，尿細管における〔⑧〕イオンの再吸収を抑制して利尿効果をもたらす。図7-2に尿細管のはたらきと，そこで作用する利尿薬を示す。

▶ **近位尿細管**　アミノ酸やグルコース，⑩〔　　　　　　〕イオン（Cl⁻），⑪〔　　　　　　〕イオン，⑫〔　　　　　　〕イオン（HCO₃⁻）の再吸収を行う。〔⑫〕イオンの再吸収には近位尿細管に存在する⑬〔　　　　　　〕が関与する*1。

▶ **ヘンレループ（上行脚）**　〔⑪〕イオン，〔⑩〕イオン，カリウムイオンが再吸収される。

▶ **遠位尿細管**　〔⑪〕イオン，〔⑩〕イオンが再吸収される。

▶ **集合管**　〔⑪〕イオンが再吸収される。また，⑭〔　　　　　　〕イオンが排出される。この再吸収・排出は⑮〔　　　　　　〕により調節されている*2。

*1 重炭酸イオンは管腔内で水素イオンと反応して炭酸となり，さらに炭酸脱水酵素によって二酸化炭素になる。二酸化炭素は尿細管細胞内に移行して炭酸に再生し，さらに重炭酸イオンと水素イオンに解離する。輸送体によって，重炭酸イオンは血液中に，水素イオンはナトリウムイオンと交換されて管腔へ移行する。

*2 〔⑮〕は，おもに集合管において，ナトリウムポンプ，ナトリウムチャネル，カリウムチャネルの活性を高める。

2 利尿薬の種類

1 炭酸脱水酵素阻害薬

アセタゾラミドなどの⑯〔　　　　　　〕阻害薬は，⑰〔　　　　　　〕で〔⑯〕を阻害し，⑱〔　　　　　　〕イオンと水素イオンの相互輸送を阻害して利尿作用を示す。しかし，再吸収を阻害された〔⑱〕イオンは，その後，ヘンレループ上行脚・遠位尿細管・集合管で再吸収されるため，利尿作用は⑲〔強い・弱い〕。

7章　循環器系作用薬　81

皮質				
髄質外層				
髄質内層				
部位	近位尿細管	〔⑦〕	遠位尿細管	集合管
利尿薬	アセタゾラミド	フロセミド（上行脚）	チアジド系	トリアムテレン スピロノラクトン

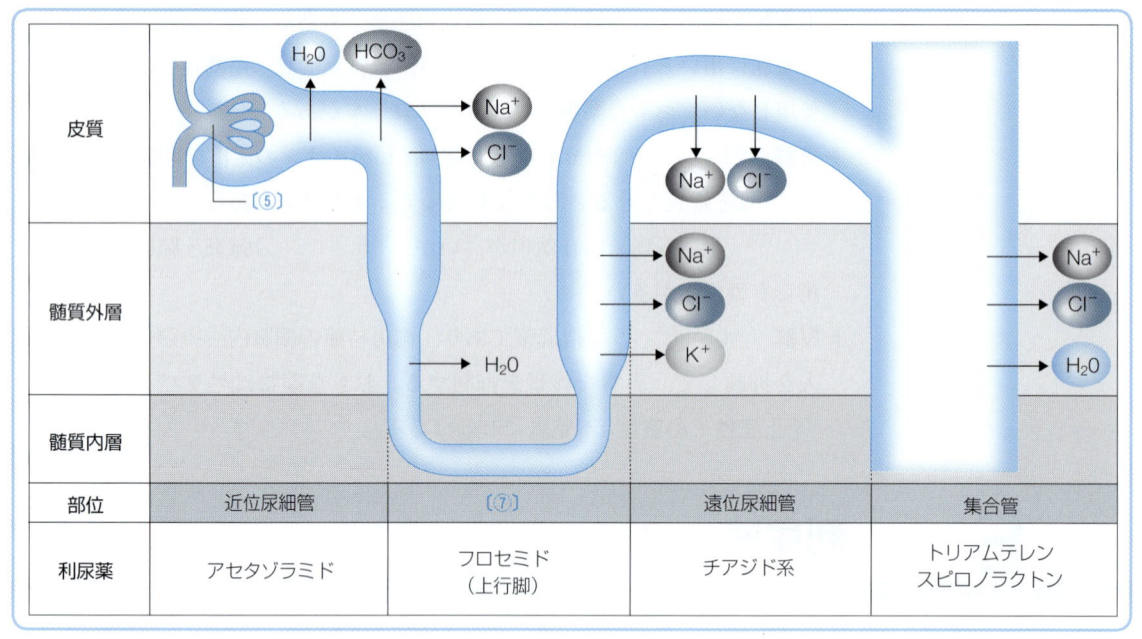

図 7-2　尿細管各部のはたらきと利尿薬の作用点

眼の毛様体における眼房水の産生は，〔⑯〕による [20]〔　　　　　〕生成に依存している。アセタゾラミドは，眼では眼房水の産生を [21]〔促進・抑制〕するため，[22]〔　　　〕治療にも用いられる。

おもな有害作用に，重炭酸イオン排出によるアルカリ尿および腎結石がある。

2 ループ利尿薬

フロセミドなどの [23]〔　　　　　〕は，[24]〔　　　　　　〕において，$Na^+/K^+/2Cl^-$ [25]〔共・対向〕輸送体を阻害して利尿作用を示す。〔㉓〕は，作用時間が [26]〔長く・短く〕，利尿作用が [27]〔強い・おだやかな〕ため，うっ血性心不全などによる [28]〔　　〕の治療に用いられる。

おもな有害作用に，[29]〔耳・鼻〕毒性や低カリウム血症[*1]，高尿酸血症，高血糖がある。

*1　低カリウム血症はジギタリスの効果を増強して，中毒がおきやすくなるため，ループ利尿薬・チアジド利尿薬とジギタリスの併用には注意する。

3 チアジド系利尿薬

ヒドロクロロチアジドなどの [30]〔　　　　　　〕は，[31]〔　　　　〕で Na^+/Cl^- [32]〔共・対向〕輸送体を阻害して利尿作用を示す。〔㉚〕は作用時間が [33]〔長く・短く〕，利尿作用が [34]〔強い・おだやかな〕ため，高血圧の降圧治療や，心不全による慢性的な [35]〔　　〕の治療に用いられる。また，〔㉚〕は尿中の [36]〔　　　　〕濃度を下げるため，腎臓や尿路の [37]〔　　〕の治療に用いられることもある。

おもな有害作用に，低カリウム血症や，高尿酸血症，高血糖，高〔㊱〕血症がある。

4 カリウム保持性利尿薬

[38]〔　　　　　　　〕は，おもに集合管において [39]〔　　　　〕イオン

> **腎性尿崩症に対するチアジド系利尿薬の作用**
>
> 　バソプレシンは抗利尿ホルモンともよばれ，集合管にある受容体（V₂受容体）と作用すると，水チャネルからの水の再吸収を促進し，尿量を減少させる。
>
> 　腎性尿崩症は患者の尿量が1日あたり約11 Lにも増加する疾患であり，バソプレシンに対するV₂受容体の反応性の低下によっておこる[*1]。
>
> 　腎性尿崩症の治療にはチアジド系利尿薬が用いられ，患者の尿量は約3 L/日にまで減少する。この尿量減少は利尿薬の作用と一見矛盾しているが，①チアジド系利尿薬による循環血液量と血中Na⁺の減少，②近位尿細管でのNa⁺の再吸収と水の再吸収の促進，③バソプレシン受容体がある集合管にまわる尿量の減少，という機序によって尿量が減少すると考えられている。

[*1] バソプレシン受容体（V₂受容体）の選択的拮抗薬であるトルバプタンは，ループ利尿薬などの効果が不十分な場合の利尿薬として用いられる。

の排出を促す一方，㊵〔　　　　〕イオンの排出は変化させない（または減少させる）。そのため，〔㊵〕の排出作用を持つ㊶〔　　　　〕利尿薬やループ利尿薬と併用することが多い。

　おもな有害作用に高〔㊵〕血症があり，腎不全患者への投与は避ける。

　トリアムテレンは，㊷〔　　　　〕チャネル阻害薬である。

　スピロノラクトンは，㊸〔　　　　〕拮抗薬であり，〔㊸〕症などの〔㊸〕の血中濃度が高くなる疾患に用いられる。

5 浸透圧利尿薬

　マンニトールやグリセリンなどの浸透圧利尿薬は，㊹〔　　　　〕で投与され，糸球体で濾過されたあと集合管にいたるまで，尿細管からほとんど再吸収㊺〔される・されない〕。管腔にとどまった薬物が㊻〔　　　　〕の作用によって水分を㊼〔管腔内・管腔外〕に保持し，利尿作用を示す。

　浸透圧利尿薬は，血管においても〔㊻〕の作用によって組織内から水分を引き寄せるため，脳浮腫・脳圧亢進の治療や，眼圧亢進の治療に用いられる。

　おもな有害作用には，頭痛や吐きけ・嘔吐がある。

F 脂質異常症治療薬

❶ 脂質異常症とは

　血清中のおもな脂質には，①〔　　　　〕，トリグリセリド，リン脂質，遊離脂肪酸の4種類がある。〔①〕やトリグリセリドは，タンパク質と結合した②〔　　　　〕として血中に存在しており，その比重によって③〔　　　　〕（LDL），④〔　　　　〕（VLDL），高比重リポタンパク質（HDL），カイロミクロンなどに分類される。

　血清中の脂質が増加または減少し，正常範囲を逸脱している状態を⑤〔　　　　〕といい，高⑥〔　　　　〕血症，低⑦〔　　　　〕

血症，高トリグリセリド血症がある。これらは，⑧〔　　　　　〕や，それが引きおこす虚血性心疾患などの重要なリスク因子であり，脂質異常症治療薬による薬物治療が行われる。

❷ 脂質異常症治療薬

▶ **HMG-CoA還元酵素阻害薬**　⑨〔　　　　　〕類ともよばれ，プラバスタチンなどがある。⑩〔　　　　　〕生合成の律速酵素であるHMG-CoA還元酵素を阻害し，血中の〔⑩〕のレベルを低下させる。

　有害作用には肝機能障害や，まれに⑪〔　　　　　〕症*1がある。

▶ **フィブラート類**　ベザフィブラートなどがある。〔⑩〕生合成や，⑫〔　　　　　〕産生を阻害して，血中の脂質レベルを低下させる。有害作用には，⑬〔　　　　　〕症があり，⑭〔　　　　　〕類とは併用してはならない。また，⑮〔　　　　　〕や経口糖尿病薬とも併用は避ける。

▶ **陰イオン交換樹脂**　コレスチラミンは，⑯〔　　　　　〕から生合成される⑰〔　　　　　〕を吸着し，排泄されることで，〔⑰〕の⑱〔　　　　　〕からの再吸収を阻害する。また結果的に，不足する〔⑰〕の新たな生合成に血中の〔⑯〕を消費させることになる。

　有害作用に脂溶性ビタミンの吸収障害などがある。また，服薬量が多く，味・においがわるいため，⑲〔　　　　　〕が低くなりがちである。

▶ **ニコチン酸類**　ナイアシン類ともいう。脂肪組織において脂肪の⑳〔合成・分解〕を抑制し，肝臓への㉑〔　　　　　〕の供給を低下させてVLDLの合成を抑制する。

▶ **その他**　デキストラン硫酸エステルナトリウムイオウや，プロブコール，エボロクマブなども用いられる。

*1　四肢の脱力（全身倦怠感），腫脹，しびれ，筋肉痛，筋力低下がみられる。

G 血液に作用する薬物

❶ 貧血治療薬

1 鉄欠乏性貧血

体内の鉄の不足によって，十分な量の①〔　　　　　〕が合成できず，貧血をきたす。治療には②〔　　　　　〕が用いられる。

〔②〕の有害作用には，吐きけ・嘔吐，下痢などがある。また，③〔　　　　　〕系抗菌薬の腸管からの吸収を低下させるため，併用を避ける。

2 巨赤芽球性貧血（悪性貧血）

ビタミン④〔　　　〕または⑤〔　　　　　〕の欠乏によって，⑥〔酵素・DNA〕の合成および⑦〔　　　　　〕がうまくいかず，⑧〔　　　　　〕の出現や貧血を生じる。治療には，ビタミン〔④〕と〔⑤〕が用いられる。

84　7章　循環器系作用薬

3 溶血性貧血

⑨〔　　　　〕の寿命が⑩〔長く・短く〕なることによっておこる貧血であり，先天性や自己免疫性などさまざまな要因がある。治療には，⑪〔　　　　　　〕や免疫抑制薬が用いられるが，脾臓摘出なども行われる。

② 造血因子

▶**エリスロポエチン（EPO）**　⑫〔　　　　〕の前駆細胞に作用し，〔⑫〕の分化・増殖を⑬〔促進・抑制〕するサイトカインである。⑭〔　　　　　〕（患者自身の血液を輸血することをいう）の際や，貧血の治療に用いられる。有害作用に血圧の⑮〔上昇・下降〕がある。

▶**顆粒球コロニー刺激因子（G-CSF）**　⑯〔　　　　〕・マクロファージの前駆細胞の分化・増殖の⑰〔促進・抑制〕や，骨髄からの⑱〔　　　　〕産生を促進するサイトカインである。骨髄移植時の〔⑱〕の増加促進や，⑲〔　　　　〕薬投与や再生不良性貧血に伴う〔⑱〕減少症の治療に用いられる。

有害作用には，ショックや筋肉痛・骨痛がある。

③ 血液悪性腫瘍治療薬

⑳〔　　　　〕は造血系細胞のがんである。経過によって急性と慢性に分類され，さらにがん化した細胞系列から㉑〔　　　　〕とリンパ性に分けられる。治療では，㉒〔　　　　〕療法によるがん細胞の撲滅と，正常細胞の回復による完全寛解を目ざす。化学療法が不調の場合，㉓〔　　　　〕による治療が行われる。

1 急性白血病

▶**急性骨髄性白血病**　シタラビンとダウノルビシンを中心に，メルカプトプリンやエトポシドなどが用いられる。急性前骨髄球性白血病（APL）に対しては，ビタミン A 誘導体の一種のトレチノインを用いた分化誘導療法も行われる。

▶**急性リンパ性白血病**　プレドニゾロン，ビンクリスチン，ダウノルビシン，L-アスパラギナーゼなどが用いられる。

2 慢性白血病

▶**慢性骨髄性白血病**　治療には，㉔〔　　　　〕薬のイマチニブや，インターフェロンα，メルカプトプリンなどが用いられる。

▶**慢性リンパ性白血病**　予後不良な疾患であるが，治療には㉕〔　　　　〕が用いられる。

3 悪性リンパ腫

リンパ系組織の悪性腫瘍であり㉖〔　　　　〕と非ホジキンリンパ腫がある。〔㉖〕の治療では，ドキソルビシン，ブレオマイシン，ビンブラスチン，ダカルバジンの4種類を組み合わせた ABVD 療法がある。非ホジキンリンパ腫では，シクロホスファミド，ドキソルビシン，ビンクリスチンの3種類にプレドニゾロンを組み合わせた CHOP 療法やさらにリツキシマブを加えた R-CHOP 療法などがある。

④ 抗血液凝固薬

1 血液凝固のしくみ

血液凝固反応では，血中にある多数の(血液)㉗〔　　　　　〕が連鎖的に反応し，㉘〔　　　　　〕の形成と，その重合などによる㉙〔　　　〕(凝血塊)の形成がおこる。

抗凝固薬は血液凝固反応のうち，「㉚〔　　　　　　　〕から㉛〔　　　　　　〕への変化」「〔㉛〕による㉜〔　　　　　　　　〕から〔㉘〕への変化」「〔㉘〕の重合などによる㉝〔　　　　〕の形成」のいずれかを作用点とする(➡図 7-3)。

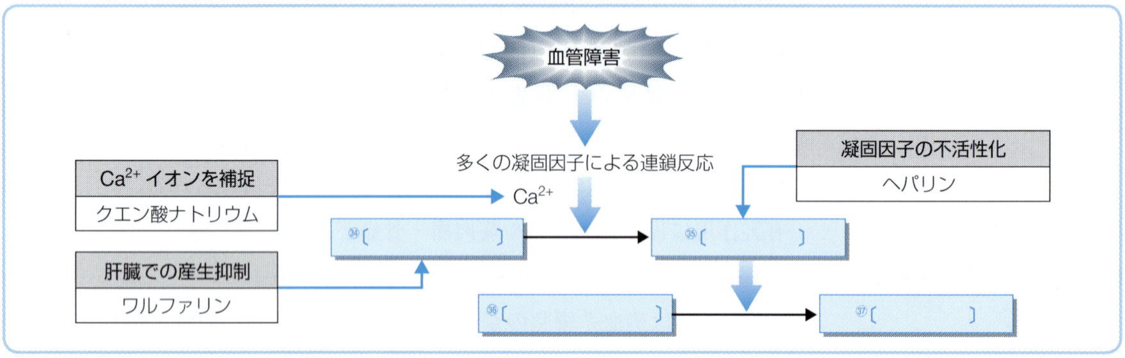

血管障害
多くの凝固因子による連鎖反応
凝固因子の不活性化
ヘパリン
Ca^{2+} イオンを補捉
クエン酸ナトリウム
Ca^{2+}
㉞〔　　　　〕
㉟〔　　　　〕
肝臓での産生抑制
ワルファリン
㊱〔　　　　〕
㊲〔　　　　〕

図 7-3　血液凝固のしくみと抗凝固薬の作用点

2 抗凝固薬の種類

▶**ヘパリン**　ヘパリンは，動物組織(ブタ小腸粘膜など)から抽出された高分子㊳〔　　　〕類の硫酸エステルである。ヘパリンは，㊴〔　　　　　〕の活性化を阻害*1 して㊵〔　　　　　〕の産生を㊶〔促進・抑制〕することで，抗凝固作用を示す。

ヘパリンは強く荷電しており，消化管から吸収㊷〔される・されない〕ため，注射(静脈または皮下)で投与される。ヘパリンは投与後，すぐに抗凝固作用を示すが，作用の持続時間も数時間と㊸〔長い・短い〕。血液凝固能の判定は，㊹〔　　　　　〕*2 が用いられる。

有害作用として，㊺〔　　　〕などがみられた場合は投薬をただちに中止する。また拮抗薬として，ヘパリンと結合して複合体を形成して，㊻〔　　　　　〕をなくす㊼〔　　　　　　　〕を静注する。

㊽〔　　　　　　　　　　　　　〕(DIC)は，おもに細血管内に多数の血栓が生じ，このため㊾〔　　　　〕・〔㊴〕が消費されて，別の場所では〔㊺〕傾向を示す疾患である。DIC の治療には，ヘパリンが用いられる*3。

＊1　ヘパリンは血液中でアンチトロンビンⅢと結合してビタミンK依存性の血液凝固因子(Ⅱ・Ⅶ・Ⅸ・Ⅹ)の活性化を抑制する。

＊2　採血した血液をガラス試験管に入れて，凝固するまでの時間を求める方法。

＊3　ヘパリンで血液凝固因子の活性化を抑えることによって凝固因子の過剰な消耗を防ぐ。

▶**ワルファリン**　凝固因子のⅡ・Ⅶ・Ⅸ・Ⅹの生合成は，㊿〔　　　　　〕を必要とする。ワルファリンは〔㊿〕と拮抗的にはたらき，これらの凝固因子の合成を阻害することによって血液凝固反応を(51)〔延長・短縮〕させる。

ワルファリンは，ヘパリンとは異なり(52)〔　　〕投与が可能であるが，投与後の効果発現まで 12〜24 時間かかり，作用の持続時間も 48〜72 時間と長い。

*1 採血した血漿に，組織トロンボプラスチン・カルシウム試薬を加えて，フィブリン析出までの時間を求める方法

ワルファリン使用中は，定期的に⁵³〔　　　　　〕*1 を測定して血液凝固能を監視し，薬物の投与量を調節する。血液凝固能が過剰に⁵⁴〔増加・減少〕したときは，拮抗薬の⁵⁵〔　　　〕を投与する。

ワルファリンは，血漿中では約97％が⁵⁶〔　　　　〕と結合している。⁵⁷〔　　　　　〕薬は，ワルファリンの〔56〕からの遊離を促進し，その効果を⁵⁸〔増強・抑制〕するため注意する。また，⁵⁹〔　　〕や青汁などは〔50〕を多く含むため，ワルファリン服用者は摂取を控える。

分子量が⁶⁰〔大きく・小さく〕，胎盤通過性の高いワルファリンは妊娠時には禁忌である。

▶ **その他** 　直接的トロンビン阻害薬のダビガトランや活性型第Ｘ因子阻害薬のリバーロキサバンなど直接経口抗凝固薬（DOAC）も用いられる。

⑤ 血栓溶解薬

血液凝固反応によって生じた⁶¹〔　　〕（凝血塊）は，⁶²〔　　　　〕（線溶系）によって分解・除去される。血栓溶解薬は，〔62〕のはたらきを活性化し，〔61〕を溶解する薬物である（➡図7-4）。

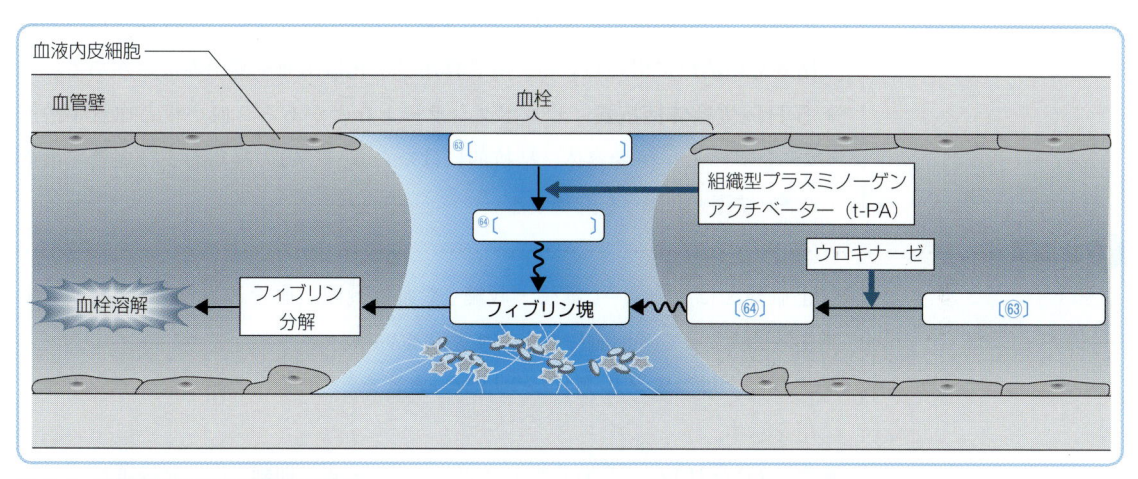

図7-4　線溶系と血栓溶解薬の作用点

▶ **組織型プラスミノーゲンアクチベーター（t-PA）**　〔61〕のフィブリンに⁶⁵〔特異的・非特異的〕に結合し，⁶⁶〔　　　　　〕を⁶⁷〔　　　〕に変化させることによって〔61〕を溶解する。急性心筋梗塞や脳梗塞の治療に用いられる。

有害作用として，脳出血などの重篤な出血がある。

▶ **ウロキナーゼ**　血中で〔66〕を〔67〕にする作用がある。t-PAと異なり〔61〕への⁶⁸〔　　　〕がないため，治療効果をあげるために大量投与する必要があり，出血性の有害作用がおこりやすい。

⑥ 抗血小板薬

血管が破損すると，⁶⁹〔　　　〕が凝集して血液凝固がおこる。このとき〔69〕からは⁷⁰〔　　　　　　〕（TXA₂）・ADP・セロトニンなどが遊離して，

〔㊻〕のさらなる凝集や血管収縮を㊼〔促進・抑制〕し，血管を閉塞させることがある。

抗血小板薬は，この〔㊻〕の凝集を阻害する作用を持つ。

▶**非ステロイド性抗炎症薬(NSAIDs)**　アスピリン・インドメタシンなどのNSAIDs は〔㊻〕凝集作用を持つ㊿の産生を抑制する(➡p.45)。

▶**チエノピリジン誘導体**　チクロピジンなどがある。〔㊻〕内の㊺〔　　　　〕の産生を㊻〔促進・抑制〕し，〔㊻〕の凝集を阻害する*1。血栓形成防止薬として用いられる。

*1　チクロピジンの血小板凝集抑制機序には，その他に血小板中の ADP 受容体の阻害，フィブリノーゲン結合部位の阻害などがある。

▶**PDE 阻害薬**　シロスタゾールなどがある。cAMP ㊿〔　　　　　〕を阻害することで，〔㊻〕の凝集を阻害する。さらに，血管 ㊻〔拡張・収縮〕作用も持つ。動脈閉塞症の症状の改善に用いられる。

▶**プロスタグランジン誘導体**　リマプロスト アルファデクスなどがある。〔㊻〕の凝集阻害，血管 ㊻〔拡張・収縮〕作用を持つ。閉塞性血栓血管炎の治療に用いられる。

▶**選択的抗トロンビン薬**　アルガトロバンなどがある。㊼〔　　　　〕作用を持ち，〔㊻〕の凝集を強力に阻害する。㊽〔　　　　〕症の急性期や慢性動脈閉塞症の治療に用いられる。有害作用に消化器出血や脳出血などがある。

▶**5-HT₂ 受容体拮抗薬**　サルポグレラートなどがある。血小板と血管平滑筋の ㊾〔　　　　　〕受容体に拮抗的にはたらき，〔㊻〕の凝集および血管平滑筋の ㊿〔拡張・収縮〕を抑制する。

7　止血薬

止血薬とは，血管 ㊶〔拡張・収縮〕や血液凝固，血管透過性の ㊷〔亢進・抑制〕などによって，止血作用を示す薬物をいう。

▶**アドレナリン・ノルアドレナリン**　血管を ㊸〔拡張・収縮〕させて，止血作用を示す。

▶**カルバゾクロム**　毛細血管の透過性を ㊹〔亢進・抑制〕し，血管抵抗を増強することで止血作用を示す。

▶**トラネキサム酸**　㊺〔　　　　　〕作用を持つ。㊻〔　　　　〕を抑制することで血液凝固を促し，止血作用を示す。

▶**フィトナジオン**　㊼〔　　　　　〕製剤であり，㊽〔　　　　　〕服用などに伴うビタミン K の不足による出血傾向の予防と治療に用いられる。

▶**外用止血薬**　アルギン酸ナトリウム，ゼラチン，酸化セルロースなどが用いられる。

演習 8 　看護師国家試験対策問題

高血圧治療におけるβ遮断薬の副作用

問題 1

重症高血圧症をβ遮断薬で治療するときにおこる副作用の観察で最も重要なのはどれか。

1. 脈拍数
2. 呼吸数
3. 便通
4. 水分摂取量

降圧薬の作用機序

問題 2

降圧薬とその作用機序の組み合わせで正しいのはどれか。

1. アンギオテンシン変換酵素阻害薬――昇圧物質合成阻害
2. 利尿薬――循環血漿量増加
3. β受容体遮断薬――末梢血管拡張
4. カルシウム拮抗薬――心拍出量減少

硝酸薬の使用法

問題 3

狭心症発作時の硝酸薬（ニトログリセリン）の適切な使用法はどれか。

1. 内服
2. 舌下
3. 皮膚貼用
4. 筋肉内注射

ニトログリセリンの作用

問題 4

ニトログリセリンの作用はどれか。

1. 昇圧
2. 造血
3. 血管拡張
4. 免疫抑制

ニトログリセリンを処方された患者への指導

問題 5

はじめてニトログリセリンを処方された患者への指導で適切なのはどれか。

1. 「便秘しやすくなります」
2. 「納豆は食べないでください」
3. 「血圧が低下することがあります」
4. 「薬は食前に水で服用してください」

ジギタリスの作用

問題 6

ジギタリスの作用はどれか。

1. 鎮痛作用
2. 強心作用
3. 抗菌作用
4. 造血作用

ジギタリス中毒

問題 7

ジギタリス中毒の症状はどれか。

1. 脱毛
2. 難聴
3. 不整脈
4. 呼吸抑制

ループ利尿薬・ジギタリス併用時の注意点

問題 8

ループ利尿薬とジギタリスを服用している。最も注意すべき血液検査項目はどれか。

1. カリウム値
2. カルシウム値
3. ビリルビン値
4. クレアチニン値

貧血の治療

問題 9

貧血の治療で誤っている組み合わせはどれか。

1. 悪性貧血―――――――ビタミン K の与薬
2. 再生不良性貧血―――骨髄移植
3. 透析中の腎性貧血――エリスロポエチンの与薬
4. 溶血性貧血―――――脾臓摘出

白血球減少症の治療で用いる薬物

問題 10

がん化学治療において白血球減少症で用いるのはどれか。

1. エリスロポエチン
2. 顆粒球コロニー刺激因子
3. インターフェロン
4. インターロイキン

ワルファリン服用時の注意点

問題 11

ワルファリン服用時に避けたほうがよい食品はどれか。

1. 緑茶
2. 納豆
3. チーズ
4. グレープフルーツ

抗血小板薬

問題12

少量投与によって血小板の機能を抑制し血栓形成を防ぐのはどれか。
1. アスピリン
2. クエン酸ナトリウム
3. ヘパリン
4. ウロキナーゼ

線溶系

問題13

生体内で生じた血栓を溶解するのはどれか。
1. トロンボプラスチン
2. カルシウムイオン
3. プラスミン
4. トロンビン

循環器疾患治療薬の特徴

問題14

正しいものはどれか。
1. アスピリンは血小板凝集阻害作用を有する。
2. チアジド系利尿薬により高カリウム血症をきたすことがある。
3. β遮断薬を用いると頻脈になる。
4. ウロキナーゼは主として播種性血管内凝固症候群(DIC)の治療に用いられる。

循環器疾患治療薬の特徴

問題15

正しいものはどれか。
1. 痛風患者の降圧治療にはチアジド系利尿薬を用いる。
2. ACE阻害薬を投与すると，うつ状態や鼻閉になることがある。
3. 徐脈にはイソプレナリンが無効である。
4. β遮断薬は抗不整脈薬として使用されるが，気管支喘息には適当でない。
5. ジキタリスは発作性心室性頻拍には有効であるが，発作性心房性頻拍には適当でない。

8章 呼吸器系・消化器系・生殖器系に作用する薬物

A 呼吸器系に作用する薬物

1 気管支喘息治療薬

1 気管支喘息とは

気管および気管支は，①〔　　　〕でおおわれた内腔と，②〔　　　〕で囲まれた外周からなる。③〔　　　　　〕などによって，〔②〕の④〔収縮・拡張〕や①の炎症による⑤〔　　　〕がおこると，気道*1が狭くなって分泌物が蓄積し，呼吸時に特徴的な音（⑥〔　　　〕）をもたらす。このような疾患を気管支喘息という。

気管支喘息の治療では，喘息の原因となる⑦〔　　　　　〕を避けるほか，慢性的な気管支の⑧〔　　　〕と，それに伴う気道の⑨〔　　　〕を抑える（→図8-1）。

*1 気道とは，鼻腔から気管・気管支にいたる空気の通り道全般をさす。

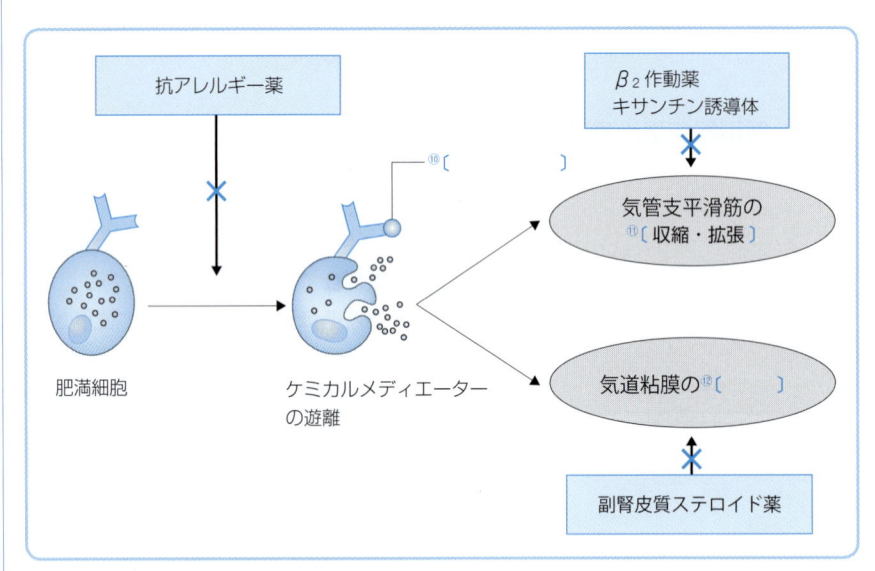

図8-1 気管支喘息の機序と治療薬の作用点

2 長期管理薬と発作治療薬

気管支喘息の治療薬には，長期管理薬（⑬〔　　　　　　〕）と発作治療薬（⑭〔　　　　〕）がある。

▶**長期管理薬**　喘息の完全寛解と症状悪化に対する⑮〔予防・頓用〕を目的とする薬物であり，①肥満細胞での⑯〔　　　　　　　〕の合成を抑える，②⑯と受容体との反応を抑える，③肥満細胞に結合する⑰〔　　　　　〕量を減少させる，などの作用を持つ。

おもな薬物として，⑱〔吸入・内服〕副腎皮質ステロイド薬や，抗アレル

ギー薬，抗コリン作動薬，[19][短時間・長時間]作用型のβ₂作動薬(刺激薬)，キサンチン誘導体などがある。

▶**発作治療薬** 発作時に，気管支の[20][　　　]や，喘鳴・咳・呼吸困難などの急性症状を抑えることを目的とする。おもな薬物に，[21][吸入・内服]副腎皮質ステロイド薬，[22][短時間・長時間]作用型のβ₂作動薬，キサンチン誘導体がある。

3 おもな気管支治療薬

▶**気管支拡張薬** β₂作動薬，キサンチン誘導体，および抗コリン作動薬が持つ気管支平滑筋の[23][緊張・弛緩]作用が治療に利用される。

(1) β₂作動薬は，気管支平滑筋のβ₂受容体に作用して平滑筋を[24][緊張・弛緩]させることで気道を[25][拡張・収縮]する。[26][　　　]薬として用いられるおもな薬物として，短時間作用型で吸入投与されるサルブタモールがある。また，長時間作用型で吸入投与されるサルメテロールは[27][　　　]薬として用いられる。

(2) キサンチン誘導体は，気管支平滑筋を[28][緊張・弛緩]させ，肥満細胞からの[29][　　　　　　]の遊離を抑制する。おもな薬物に，[30][　　　]薬として比較的重い病態に用いられるテオフィリン，[31][　　　]薬として用いられるアミノフィリンがある[*1]。

(3) 抗コリン作動薬は，平滑筋[32][収縮・拡張]と粘液分泌に関与する[33][　　　　]の作用を抑制して気管支を[34][収縮・拡張]させる。おもな薬物に吸入抗コリン薬のイプラトロピウムがあり[35][　　　]薬として用いられる。

▶**副腎皮質ステロイド薬** [29]や[36][　　　　]の産生・遊離を抑制し，気道の粘膜の炎症を抑制する。

吸入副腎皮質ステロイド薬は，特殊な器具によって薬物を[37][　　　]に送るもので，[38][　　　]薬として用いられる。おもな薬物にベクロメタゾンなどがある。[39][　　　]薬には，プレドニゾロンの内服や，メチルプレドニゾロンの静脈内注射が用いられる。

吸入副腎皮質ステロイド薬の使用後には，口腔咽頭でのカンジダ症の発生を予防するために，[40][　　　]を励行する。

▶**抗アレルギー薬** 肥満細胞からの[29]の産生や遊離を抑制したり，その受容体を遮断したりする薬物である(→p.43)。[41][　　　]薬として用いられるが，発作時の急性症状には効果がない。

2 鎮咳薬

鎮咳薬は延髄の[42][　　　　]を抑制して咳を抑える薬物であり，麻薬性と非麻薬性のものがある。

▶**麻薬性鎮咳薬** コデインやジヒドロコデインなどがある。副作用として，気道の[43][　　　]を抑制して分泌液の粘度を[44][高め・低め]たり，気管支

*1 テオフィリンは血中濃度を維持するため徐放剤が用いられる。アミノフィリンはテオフィリン製剤の1つであるが，発作時に静注・点滴静注で投与される。

平滑筋を⁴⁵〔拡張・収縮〕させたりするため，気管支喘息や肺気腫の患者には禁忌である。

▶**非麻薬性鎮咳薬**　デキストロメトルファンなどがある。気道での分泌や気管支平滑筋への副作用が比較的⁴⁶〔強い・弱い〕。

❸ 去痰薬

⁴⁷〔乾性・湿性〕の咳の治療では，咳の抑制に加えて，痰を排出する必要がある。去痰薬は，痰の⁴⁸〔産生量・粘着性〕を下げて排出を促す。

おもな薬物に，痰に含まれる⁴⁹〔　　　　〕の溶解性を高めるアセチルシステイン，肺胞表面の活性物質(⁵⁰〔　　　　　　〕)の産生と分泌を高めて痰を排出しやすくするアンブロキソール，痰の組成を正常に近づけて粘性を下げるフドステインやL-カルボシステインなどがある。

❹ 呼吸促進薬

ショックや，新生児仮死，麻酔導入時，催眠薬中毒などにおいて呼吸抑制がおこったときには，延髄の⁵¹〔　　　　　〕を刺激する呼吸促進薬が用いられる。また，薬物の⁵²〔　　　　〕作用と拮抗する薬物も症状改善に用いられる。

▶**ドキサプラム**　おもに末梢性化学受容器である頸動脈小体を介して⁵³〔　　　　〕に選択的に作用する。麻酔薬や催眠薬による呼吸抑制に対して用いられる。

▶**ジモルホラミン**　呼吸中枢を直接刺激して呼吸を促進する。また，交感神経系の興奮による⁵⁴〔　　　　〕作用を示す。催眠薬中毒や，新生児仮死，ショックなどの際に用いられる。過量投与は⁵⁵〔　　　　〕をおこすおそれがあるため，生理食塩水などで希釈して静注投与する。

▶**フルマゼニル**　⁵⁶〔　　　　　　〕薬物の呼吸抑制作用を改善する。

▶**ナロキソン**　⁵⁷〔　　　　　〕による呼吸抑制作用と拮抗的にはたらく。

B　消化器系に作用する薬物

❶ 消化性潰瘍治療薬

1 消化性潰瘍とは

胃では，胃腺を構成する壁細胞から①〔塩酸・硫酸〕が合成・分泌され，〔①〕により消化酵素の②〔　　　　〕が活性化されている。胃や十二指腸の環境は，粘液や粘膜血流などの防御因子と，〔①〕や〔②〕などの攻撃因子がバランスをとることで維持されている。消化性潰瘍では，そのバランスが破綻し，過剰な〔②〕によって粘膜が③〔　　　　〕されて疼痛や出血をもたらす。

消化性潰瘍の治療では，「胃酸分泌の減少」「胃・十二指腸粘膜の④〔　　　　〕の改善」「消化性潰瘍の誘因になる⑤〔　　　　　　　〕の除菌」を行う(➡図8-2)。

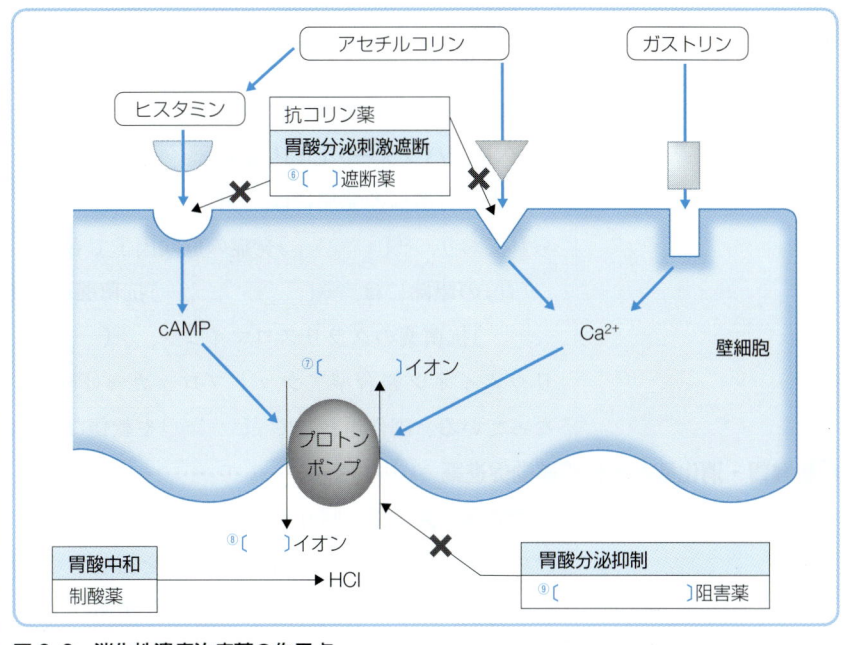

図8-2　消化性潰瘍治療薬の作用点

2 胃酸分泌抑制薬

▶**プロトンポンプ阻害薬**　胃壁細胞にある⑩〔　　　　〕(H^+/K^+-ATPアーゼ)は、胃内腔の⑪〔　　　〕イオンを壁細胞内へ、壁細胞内の⑫〔　　〕イオンを胃内腔へ移動させて、⑬〔　　　〕の産生にはたらく*1。プロトンポンプ阻害薬は⑩を阻害することで、⑬の分泌を強力に抑制する。

おもな薬物にオメプラゾールやランソプラゾールがある*2。

▶**抗ヒスタミン薬**　胃の粘膜から分泌される⑭〔　　　　〕*3は、胃壁細胞の⑮〔H_1・H_2〕受容体を介して⑯〔　　　　〕を活性化し、⑰〔　　〕の分泌を促す。⑮遮断薬は胃壁細胞の⑮受容体を遮断して、⑰の分泌を抑制する。

おもな薬物に、シメチジンや、ラニチジン、ファモチジンなどがある。なおシメチジンは、⑱〔　　　　　〕(CYP3A4)を阻害するため、ほかの薬物の薬効に影響をおよぼしやすく、併用には注意が必要である。

▶**その他**　抗コリン薬や制酸薬などもあるが、近年ではあまり用いられない。

3 胃粘膜保護薬

▶**スクラルファート**　⑲〔　　　　〕製剤であり、潰瘍の⑳〔　　　〕と結合して保護層を形成し、粘膜を胃酸からまもる。㉑〔　　　　〕薬が使用できない場合の第一選択薬である。

腎不全患者や腎透析患者に対しては、長期投与によって㉒〔　　　〕脳症や㉒骨症をおこすことがあり、禁忌である。

▶**プロスタグランジン製剤**　胃粘膜の㉓〔　　〕を増加させることで、㉔〔　　〕の産生と分泌を促進する作用を持つ。㉕〔　　　〕作用があるため、妊婦に

*1　壁細胞内の⑫イオンは、炭酸脱水酵素によって産生される炭酸が解離して生じる。一方、間質液中の塩化物イオンは輸送体によって壁細胞に取り込まれたのち、胃内腔に移行して⑫イオンと反応して胃酸(HCl)となる。

*2　近年は、カリウムイオン競合型アシッドブロッカー(P-CAB)のボノプラザンなども用いられる。

*3　ヒスタミンは胃の腸クロム親和性細胞様細胞(ECL細胞)から分泌される。

8章　呼吸器系・消化器系・生殖器系に作用する薬物　95

は禁忌である。

▶**その他** テプレノンは，胃粘膜において高分子の㉖〔   〕の合成を促し，粘膜を保護する。

4 ヘリコバクター・ピロリ駆除薬

胃炎・胃潰瘍の発症には，㉗〔   〕が関与することが知られており，㉘〔   〕発症の危険因子でもある。

〔㉗〕の駆除には，㉙〔   〕抗菌薬のアモキシシリン，㉚〔   〕抗菌薬のクラリスロマイシン，㉛〔   〕薬，またはカリウムイオン競合型アシッドブロッカー（P-CAB）の3剤併用療法が標準となっている。副作用として㉜〔   〕や軟便などの消化器症状がみられる。

2 健胃・消化薬と消化管運動促進薬

▶**苦味薬・芳香薬** 味覚や嗅覚などを刺激することによって食欲を増進し，胃の㉝〔   〕や㉞〔   〕・胃液の分泌を促進させる薬物である。

　苦味薬にはセンブリ・ホミカなどがあり，芳香薬にはケイヒ・トウヒ・ハッカなどがある。

▶**消化酵素薬** ジアスターゼなどが消化器症状の改善に用いられる。

▶**消化管運動促進薬** 消化管運動は㉟〔   〕によって亢進し，㊱〔   〕によって抑制される。そのため，抗ドパミン作用を持つメトクロプラミドやドンペリドンが消化管運動の促進に用いられる*1。

*1 メトクロプラミドには副作用としてパーキンソン症候群があるが，ドンペリドンは血液脳関門を通過しないため，パーキンソン症候群はおこさない。

3 制吐薬

嘔吐は，延髄の網様体にある㊲〔   〕が刺激されておこる。〔㊲〕への刺激は，刺激の種類によって信号伝達経路が異なり，それぞれの経路において㊳〔   〕・ヒスタミン・ドパミンなどの刺激物質がはたらいている。制吐薬はこれらの刺激物質と㊴〔   〕に作用して嘔吐を抑制する。

▶**視覚・嗅覚刺激** 記憶や視覚・嗅覚などは直接に〔㊲〕を刺激する。㊵〔   〕やベンゾジアゼピン系薬物は，この経路を抑制するとされる。

▶**動揺刺激** 動揺刺激は，内耳の㊶〔   〕を介して延髄の前庭神経核を刺激し，さらにその信号が〔㊲〕を刺激して嘔吐を引きおこす。㊷〔   〕薬（H$_1$遮断薬）のジメンヒドリナートや，㊸〔   〕薬のスコポラミンは，〔㊶〕からの経路を遮断すると考えられている。また，抗ヒスタミン薬は㊹〔   〕作用もあわせ持つため，動揺病*2の治療に用いられる。

*2 いわゆる乗りもの酔いである。

▶**化学刺激** 延髄最後野にある㊺〔   〕（CTZ）には，㊻〔   〕受容体（D$_2$受容体），㊼〔   〕受容体（5-HT$_3$受容体）がある。延髄最後野は㊽〔   〕を欠くため，血中の〔㊻〕や〔㊼〕が嘔吐刺激となる。そのため，これらへの拮抗作用を持つ抗〔㊻〕薬・抗〔㊼〕薬が，制吐薬として用いられる。

▶**抗がん治療による刺激** 抗がん薬や放射線療法は，㊾〔   〕粘膜にある㊿〔   〕細胞を破壊し(51)〔   〕を遊離させる。この〔(51)〕が，

[図：嘔吐の機序と制吐薬の作用点]

㊾〔　　　　〕薬
ベンゾジアゼピン系薬

㊼〔　　　　〕薬
抗コリン薬

大脳

CTZ

抗ドパミン薬
抗㊾〔　　　　〕薬

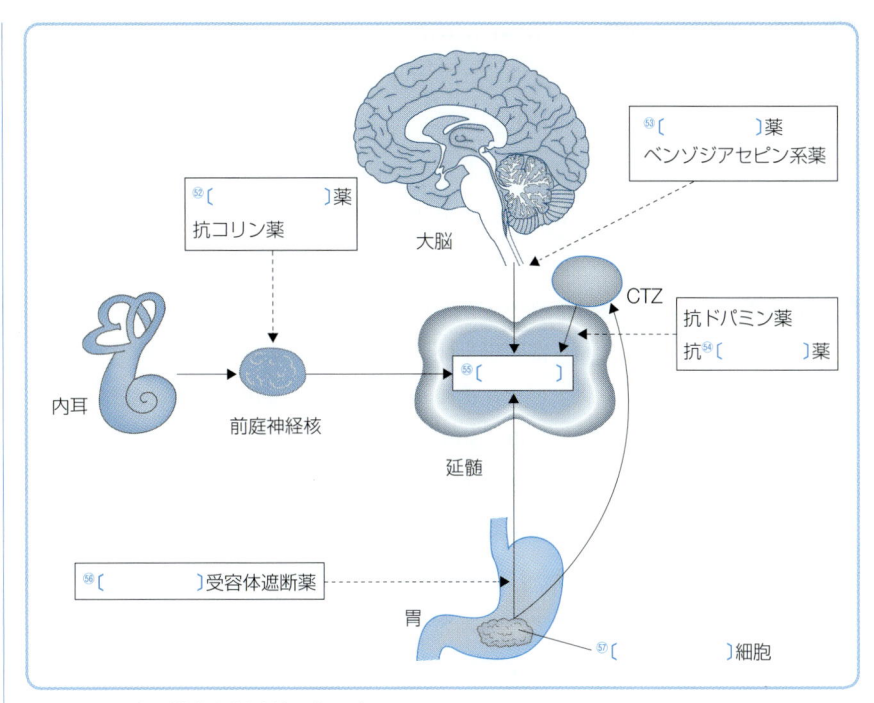

内耳　→　前庭神経核　→　㊿〔　　　　〕

延髄

㊽〔　　　　〕受容体遮断薬

胃

㊿〔　　　　〕細胞

図 8-3　嘔吐の機序と制吐薬の作用点

消化管の求心性神経終末や血流を介してCTZを刺激し，嘔吐を引きおこす。そのため，㊽〔　　　　　　〕遮断薬のオンダンセトロンやグラニセトロンが，抗がん治療による吐きけ・嘔吐の抑制に用いられる。

❹ 下剤と止瀉薬

① 下剤

▶**緩下剤**　薬剤そのものが消化管から吸収されずに㊾〔　　〕にとどまって㊿〔　　〕などによって体積を㊿〔**増やし・減らし**〕，腸管の蠕動運動を刺激する薬剤である。

　酸化マグネシウムや，水酸化マグネシウム，硫酸マグネシウム，クエン酸マグネシウムなどの㊿〔　　〕下剤は，㊿〔　　　〕の作用によって水分を保持して容積を増すことで腸管を刺激する。

　カルメロースナトリウムなどの㊿〔　　〕下剤は，水分を吸収して粘性のコロイド液となり，便塊の容積を増大させて腸管を刺激する。

▶**刺激性下剤**　腸管そのものを刺激する薬物である。㊿〔　　〕を刺激するヒマシ油，㊿〔　　　〕を刺激するセンナエキスなどがある。

② 止瀉薬

*1 止瀉薬ともいう。

　止瀉薬*¹は，下剤とは反対に，㊿〔　　　　〕の抑制，腸管における水・電解質の吸収促進，腸管粘膜からの分泌液の抑制，などによって止瀉効果をもたらす。おもな薬物に㊿〔**麻薬性・非麻薬性**〕のオピオイドであるロペラミドがあり，㊿〔　　　　〕を抑制して止瀉作用を示す。

❺ 潰瘍性大腸炎治療薬

サラゾスルファピリジンは，服用後に大部分が吸収されずに⑦〔　　　　〕まで到達し，⑦〔　　　　　　〕によって⑦〔　　　　　　　　〕とスルファピリジンに分解される。そのうち，〔⑦〕が消化管粘膜でのプロスタグランジンやロイコトリエンの産生を抑制して，⑦〔　　　　〕作用を示す。

そのほかに，〔⑦〕の徐放剤のメサラジンも用いられる。

❻ 駆虫薬

寄生虫を駆除するための薬物である。

ピランテルパモ酸塩は，虫体の筋接合部に作用して運動麻痺をもたらす薬物で回虫・鉤虫・蟯虫などの⑦〔　　　　〕の駆除に用いられる。

プラジカンテルは，虫体細胞膜のカルシウムイオン透過性を高め，虫体のれん縮・麻痺をもたらす薬物で，腸管寄生条虫症の駆除に用いられる。またそのほかに，各種の住血吸虫症，肺吸虫症の駆除に用いられる。

アルベンダゾールは，虫体へのグルコース取り込みを阻害して運動麻痺をもたらす薬物で，エキノコックスなどの⑦〔　　　　〕の駆除に用いられる。ただし，治療には長期の投与が必要であり，⑦〔　　　　　　〕や肝機能障害などの有害作用の可能性があるため，注意が必要である。また，妊婦には禁忌である。

C 生殖器系に作用する薬物

❶ 性ホルモン

1 女性ホルモン

女性ホルモンには卵胞ホルモン（①〔　　　　　〕）と黄体ホルモンがある。

▶**卵胞ホルモン**　卵胞ホルモンのエストラジオール・エストリオールは，②〔　　　　　〕障害や，骨粗鬆症，月経困難症，無月経の治療に用いられる。

③〔　　　　　〕依存性腫瘍や，重症の肝障害，血栓性静脈炎，肺梗塞の患者には禁忌である。また，卵胞ホルモンは④〔　　　　　〕と併用すると，末梢での⑤〔　　　　〕の作用を阻害して〔④〕の作用を弱めるため注意する。

さらに，卵胞ホルモンを長期投与すると⑥〔　　　　　〕の増殖を促進し，⑦〔　　　　　〕発生の危険性が上昇する。そのため，〔⑥〕の増殖を抑制する⑧〔　　　　　〕を併用して〔⑦〕発生の危険性を減らす。

▶**黄体ホルモン**　黄体ホルモンの⑨〔　　　　　　〕は無月経，月経異常，機能性出血，月経困難症に用いられる。妊娠⑩〔初期・後期〕に使用すると奇形を生じる可能性があるので，使用前に妊娠の有無を確認する。また，副作用として肝機能障害や浮腫，頭痛，眠けなどがある。

2 男性ホルモン

⑪〔　　　　　〕ともいう。男性ホルモン製剤としてのテストステロンは，

98　8章　呼吸器系・消化器系・生殖器系に作用する薬物

男性機能不全，および手術不能の⑫〔　　　〕の進展抑制に用いられる。

副作用として，肝機能障害や，とくに大量継続投与による⑬〔　　〕機能の低下がある。また，⑭〔　　　　〕依存性腫瘍，妊婦には禁忌である。

3 両性混合ホルモン

両性混合ホルモンは，主剤の男性ホルモンと少量の⑮〔　　　〕ホルモンを配合した薬物である。おもに⑯〔　　　　〕障害や卵巣欠落症状，機能性出血，骨粗鬆症の治療に用いられる。

副作用に，⑰〔　　　〕異常や乳房痛，多毛，⑱〔　　　　〕声などがある。また，アンドロゲン依存性腫瘍や，エストロゲン依存性腫瘍，血栓症の患者には禁忌である。

4 タンパク質同化ホルモン

タンパク質同化ホルモンは，⑲〔　　　　　〕が持つタンパク質を体内で合成する作用を強め，⑳〔　　　〕作用を弱くしたテストステロン誘導体である。

おもな薬物にメテノロンなどがある。骨粗鬆症，低体重，創傷治癒不全，貧血の治療に用いられる。

㉑〔　　　　〕依存性腫瘍を持つ患者，および妊婦には禁忌である。また，㉒〔　　〕期前の小児への投与にあたっては㉓〔　　　〕の早期閉鎖の危険性があり注意が必要である。

❷ 子宮収縮薬

▶ **オキシトシン**　㉔〔　　　　〕ホルモンであるオキシトシンは，ホルモン製剤としても利用され，㉕〔　　　　〕作用によって㉖〔　　　〕の誘発や，微弱陣痛の改善のために用いられる。

不必要なオキシトシンの使用は，強すぎる㉗〔　　　〕や強直性〔㉕〕をもたらし，胎児機能不全・子宮破裂・頸管裂傷をおこす危険性がある。さらに，オキシトシンに対する㉘〔　　　〕には著しい個体差があるため，投与にあたってはごく少量から開始するなどの注意が必要である。

▶ **プロスタグランジン製剤**　㉙〔　　　〕の誘発や㉚〔　　　〕の促進に用いられる。おもな薬物にジノプロストンがある。プロスタグランジン製剤と㉛〔　　　　〕の併用は，〔㉙〕を強くしすぎるため禁忌である。

❸ 生活改善薬

1 経口避妊薬

女性の㉜〔　　　　〕や排卵は，卵胞ホルモンや黄体ホルモンなどによってコントロールされている。

経口避妊薬は，人工的に合成された㉝〔　　　　　〕（エチニルエストラジオール）と㉞〔　　　　〕（レボノルゲストレルなど）を配合した薬剤[*1]で，〔㉜〕にあわせて服用することで，これらのホルモンの量を人為的に調節し，㉟〔　　　〕の抑制や，子宮内膜変化による㊱〔　　　〕阻害，頸管粘液変化による㊲〔　　　　〕阻害など引きおこして，避妊効果をもたらす。

*1 卵胞ホルモンの副作用に血栓症がある。主作用を保ちながら副作用を避けるために，少量の合成卵胞ホルモンに対して，多量の合成黄体ホルモンが配合されている。

経口避妊薬は，正しく服用しつづけないときわめて妊娠しやすい状態になるため注意が必要である。また，㊳〔　　〕がん・子宮体がん・㊴〔　　　〕筋腫などのエストロゲン依存性腫瘍や，血栓静脈炎，脳血管障害，冠動脈疾患を持つ患者には禁忌である。

2 排卵誘発薬

㊵〔　　　　　〕に作用し，性腺刺激ホルモンである㊶〔　　　　　　〕の放出を促進して，排卵を促す薬物である。おもな薬物にクロミフェンやシクロフェニルがある。

排卵誘発薬を用いる場合，㊷〔　　　　　〕の可能がある。副作用に㊸〔　　〕肥大や下腹部痛がある。また，卵巣腫瘍・多嚢胞性卵巣の患者や妊婦には禁忌である。

3 勃起不全治療薬

勃起不全治療薬のシルデナフィル（バイアグラ®）は陰茎海綿体での㊹〔　　〕作用によって勃起不全を改善する。ただし，狭心症治療のための㊺〔　　〕薬や各種血圧降下薬との併用は，㊻〔　　　〕が過度に下がる可能性があるため禁忌である。また，心血管障害や肝機能障害，㊼〔高・低〕血圧を持つ患者にも禁忌である。

4 前立腺肥大治療薬

前立腺が肥大すると㊽〔　　　〕が圧迫され，排尿困難や，残尿，頻尿がおこる。薬物療法には，α_1遮断薬や抗アンドロゲン薬が用いられる。

前立腺肥大症には㊾〔　　　　　〕が隠れていることがあるので，治療開始前に㊿〔　　　　　　　〕(PSA)の測定を行うことも必要である。

▶ **α_1遮断薬**　前立腺や尿道において平滑筋のα_1受容体を遮断して(51)〔緊張・弛緩〕させ，前立腺肥大の症状を改善する。効果の発現までが(52)〔　　　〕週間と早い一方で，前立腺肥大そのものを根治するわけではないため，薬物投与をやめると，症状がもとに戻る。おもな薬物に，タムスロシンやナフトピジルがある。

▶ **抗アンドロゲン薬**　抗アンドロゲン薬は，前立腺肥大をもたらす(53)〔　　　　〕の作用を抑制し，前立腺肥大を抑制する。α_1遮断薬に比べて効果の発現が遅く(54)〔　　　〕週間かかる。おもな薬物にクロルマジノンやアリルエストレノールなどがある。

▶ **その他**　5α還元酵素阻害薬であるデュタステリドやPDE5阻害薬のタダラフィルも使用される。テストステロンは5α還元酵素によって前立腺肥大に関与するジヒドロテストステロンに変換される。PDE5阻害によるcGMPの増加は膀胱の弛緩をもたらし，前立腺肥大に伴う排尿障害を改善する。

5 尿失禁治療薬

過活動膀胱における尿意切迫感，頻尿，切迫性尿失禁を改善する。膀胱のムスカリン受容体の遮断薬やβ_3受容体の作動薬などがある。

演習 9　看護師国家試験対策問題

呼吸器系作用薬

問題 1

呼吸器系作用薬で正しいものはどれか。
1. 気管支拡張薬――テオフィリン
2. 去痰薬――プレドニゾロン
3. 鎮咳薬――カフェイン
4. 抗結核薬――アンピシリン

吸入副腎皮質ステロイド薬使用時の指導

問題 2

気管支喘息のため吸入副腎皮質ステロイド薬を使用する患者への正しい指導はどれか。
1. 「苦しくなったら吸入を行って下さい。」
2. 「吸入後，うがいをして下さい。」
3. 「状態がよくなったら，やめてもかまいません。」
4. 「眠くなるかもしれません。」

胃潰瘍治療薬

問題 3

胃潰瘍の治療薬はどれか。
1. ヒスタミン H_2 受容体遮断薬
2. アドレナリン β 受容体遮断薬
3. 副腎皮質ステロイド薬
4. タンパク質分解酵素阻害薬

消化性潰瘍に対する抗菌薬の投与

問題 4

消化性潰瘍の治療に抗菌薬が処方される目的はどれか。
1. 日和見感染の防止
2. 胆道感染の防止
3. 胃粘膜の微生物の除去
4. 正常腸内細菌叢の除去

勃起不全治療薬の併用禁忌

問題 5

勃起不全治療薬の併用禁忌はどれか。
1. ビタミン B_6
2. 硫酸マグネシウム
3. ニトログリセリン
4. 炭酸水素ナトリウム

9章 物質代謝に作用する薬物

A ホルモンおよびホルモン拮抗薬

1 糖尿病治療薬

糖尿病とは，血糖を下げるホルモンである①〔　　　　〕のはたらきが低下することによって②〔　　　　〕となることをいう。〔②〕が持続すると，全身の③〔　　　〕障害を引きおこし，多尿・口渇・全身倦怠感などの症状をもたらす。さらには，網膜症や，腎機能障害，神経障害をきたす。

糖尿病には，自己免疫疾患などにより④〔　　　〕臓の⑤〔 A 細胞・B 細胞 〕が破壊されてインスリン分泌能が失われる1型と，〔⑤〕からのインスリン分泌能または組織でのインスリン⑥〔　　　〕が低下する2型がある。

1型糖尿病の治療にはインスリンが不可欠である。2型糖尿病の治療には，まず⑦〔　　　〕療法や運動療法が選択されるが，十分に効果があらわれない場合は，⑧〔　　　　〕薬を中心とした薬物療法が行われる（→図9-1）。

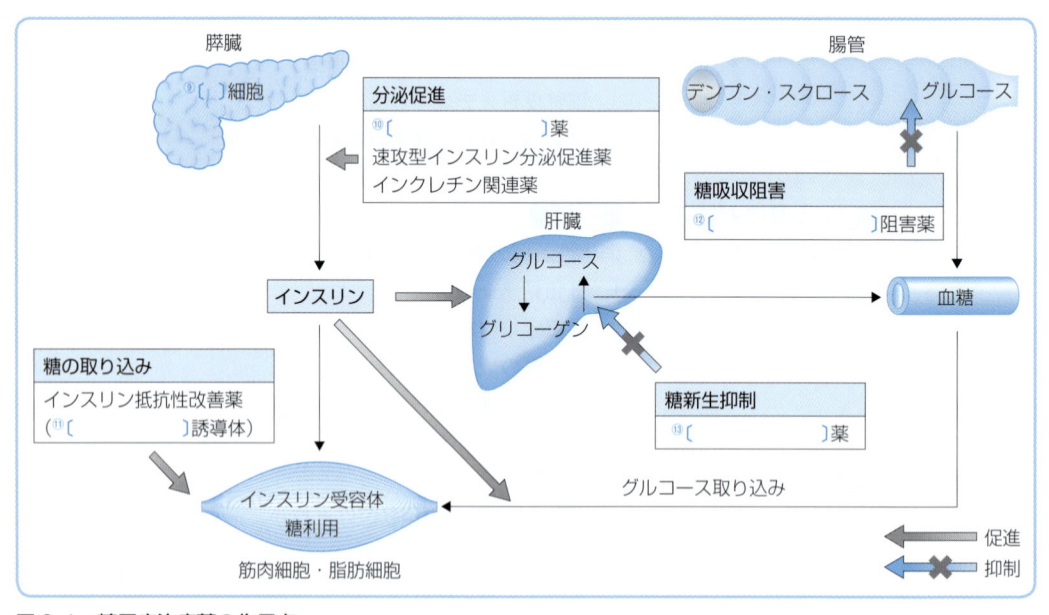

図 9-1　糖尿病治療薬の作用点

1 インスリン

インスリンは，消化液で分解されるので⑭〔　　　〕投与はできない。そのため，⑮〔　　　　〕で投与される。その際使用する注射器には，患者が⑯〔　　　　〕できるようにカートリッジ交換式や使い捨てのペン型などがある。

インスリンの血糖降下効果は単位(U)であらわされる*1。

▶**超速効型** 短時間で吸収され，注射後約1時間で血中濃度がピークとなる。

▶**速効型** 作用発現時間が約30分，持続時間が約8時間である。⑰〔　　　　　　〕時には速効型のインスリンのみ⑱〔　　　　　　〕投与が可能である。

▶**中間型** 作用発現まで1～2時間かかるが，持続時間が24時間と長い。

▶**混合型** 即効型と中間型の混合製剤で，効果も双方の特徴をあわせ持つ。血糖値のパターンに応じて製剤を選択し，1日に2回投与する。

▶**持効型** 毎日一定時刻に投与することで，一定濃度のインスリンを維持する。インスリン投与時には⑲〔　　　　　　〕*2 に注意する。

〔⑲〕時，意識があって飲み込める状態であれば，ジュースや⑳〔　　　　　　〕を摂取してもらう。意識がない場合は50%グルコース溶液を静脈内注射する。それもできないときには㉑〔　　　　　　〕を筋肉内注射する。

インスリン製剤の血糖降下作用は併用薬物によって影響を受けやすく，注意が必要である。増強する薬物には，経口血糖降下薬や三環系抗うつ薬，β遮断薬，サリチル酸系薬，ワルファリンなどがある。減弱する薬物にはチアジド系利尿薬，副腎皮質ステロイド，卵胞ホルモン，経口避妊薬などがある。

2 経口血糖降下薬

経口血糖降下薬には，インスリン分泌促進薬，インスリン抵抗性改善薬，糖吸収阻害薬がある。副作用として〔⑲〕をおこしやすいため注意する。

▶**インスリン分泌促進薬** インスリン分泌を促進することで，血糖降下作用を示す薬物である。

㉒〔　　　　　　〕(SU薬)は膵臓のB細胞に作用してインスリン分泌を促進する*3。おもな薬物にグリベンクラミドがある。

㉓〔　　　　　　〕薬は，SU薬と同様に膵臓のB細胞に作用してインスリン分泌を促進する。SU薬に比べて㉔〔長・短〕時間で薬効の発現と消失がおこるため，食事の㉕〔直前・直後〕に服用して〔⑲〕がおこらないように注意する。おもな薬物にナテグリニドがある。

近年は，インスリン分泌を促進する腸管ホルモンの㉖〔　　　　　　〕の作用を調節して，インスリンレベルを上下させる，㉗〔　　　　　　〕作動薬(リラグルチド)や㉘〔　　　　　　〕阻害薬(シタグリプチン)も用いられる*4。

▶**インスリン抵抗性改善薬** 組織でのインスリン抵抗性を下げる薬物である。

㉙〔　　　　　　〕薬は，肝臓における㉚〔　　　　　　〕の抑制，組織における㉛〔　　　　　　〕代謝の促進などによってインスリン抵抗性を下げると考えられている。おもな薬物にブホルミンやメトホルミンがある。副作用では，呼吸障害や意識障害をもたらす重い㉜〔　　　　　　〕をおこしやすい。

㉝〔　　　　　　〕誘導体は，筋肉と脂肪において㉞〔　　　　　　〕の取り込みと代謝を促し，インスリン抵抗性を下げる。おもな薬物にピオグリタゾンがある。

---

*1 1単位は絶食状態にしたウサギの血糖値をけいれんをおこすレベル(約45 mg/dL)まで下げるための必要量に相当し，現在の国際標準品(ヒトインスリン)の1 mgは26単位である。

*2 動悸・発汗・顔面蒼白から始まり，頭痛や目のかすみ，空腹感へと移行し，さらに進行した場合には昏睡となる。

*3 B細胞のSU受容体に作用し，ATP感受性カリウムチャネルの閉口，細胞膜の脱分極，カルシウムイオンの細胞内流入を経て，インスリン分泌を促進する。

*4 GLP-1はインスリン分泌を促すインクレチンの1種であり，DPP4はGLP-1を分解する酵素である。

9章 物質代謝に作用する薬物　103

*1 消化管からの糖質の吸収は，単糖類のかたちで行われる。

▶**糖吸収阻害薬** ㉟〔　　　　　　　　　〕阻害薬は，二糖類を単糖類*1にする〔㉟〕を阻害する。おもな薬物にアカルボースやボグリボースがあり，食前に服用することで効果を発揮する。低血糖発作には二糖類の砂糖水ではなく単糖類の㊱〔　　　　　〕を与えなければならない。

▶**その他**　近年は，糖の尿中排泄を促進するイプラグリフロジンなどのナトリウムグルコース共輸送体2(SGLT2)阻害薬も用いられる。

3 糖尿病合併症改善薬

糖尿病の合併症には末梢神経障害によるしびれ感や，疼痛，心拍数異常などがある。エパルレスタットなどの㊲〔　　　　　　　〕阻害薬は，グルコースを㊳〔　　　　　〕にする〔㊲〕を阻害し，〔㊳〕の神経内蓄積を抑制する。

❷ 甲状腺疾患治療薬

甲状腺ホルモンは，さまざまな組織において基礎代謝を盛んにさせる。甲状腺ホルモンには，㊴〔　　　　　　〕(T₄)と㊵〔　　　　　　　　〕(T₃)があり，T₄は脱ヨード酵素によってT₃に変化して作用を示す。

甲状腺ホルモンが不足すると，全身倦怠感や㊶〔　　　　　〕声などをもたらすほか，乳児・小児では㊷〔　　　　〕が不十分になる。一方で，バセドウ病などの甲状腺ホルモンが過剰になる疾患は，㊸〔　　　　〕突出や甲状腺腫大，手指のふるえ，頻脈，発汗などの症状をもたらす。

1 甲状腺機能低下症治療薬

人工的に合成した甲状腺ホルモン製剤が用いられる。副作用として，小児では不安や成長の㊹〔促進・抑制〕などがあり，成人では神経過敏，動悸，㊺〔頻脈・徐脈〕などがある。

▶**T₄剤**　レボチロキシンなどがあり，半減期が㊻〔長い・短い〕ため1日1回投与する。ただし，血中濃度が定常状態になるまで6〜8週間かかる。

▶**T₃剤**　リオチロニンナトリウムなどがあり，半減期が㊼〔長い・短い〕ため1日2回投与する。効果発現は㊽〔早い・遅い〕一方で持続時間が短い。

2 甲状腺機能亢進症治療薬

甲状腺において甲状腺ホルモンの㊾〔　　　　〕を阻害するチアマゾール，プロピルチオウラシルが用いられる。副作用に無顆粒球症などがある。

❸ 下垂体ホルモン

1 下垂体前葉ホルモン

▶**ヒト成長ホルモン**　ソマトロピンなど遺伝子組換えのヒト成長ホルモン製剤は，成長ホルモン分泌不全性低身長症などの㊿〔　　　　　　　〕に対して，ホルモン補充療法に用いられる*2。

▶**性腺刺激ホルモン**　㉛〔　　　　　　　　　　〕製剤は，おもに卵胞刺激ホルモン(FSH)作用と，弱い黄体形成ホルモン(LH)作用を持ち，下垂体性無月経の排卵誘発に用いられる。㉜〔　　　　　　　　　　　〕製剤は，おもにLH作用と弱いFSH作用を持ち，無排卵症や男子性腺機能

*2 一方，成長ホルモン抑制ホルモン誘導体は，下垂体性巨人症などの治療に用いられる。

*1 LHは男性においては精巣のテストステロン合成を促進するため。

*2 ヒトのACTHは39個のアミノ酸からなるが，N末端から24番目までの配列が生理活性を持つため，この配列の合成ペプチドがACTH製剤として用いられる。

不全*1 などの治療に用いられる。

▶**コルチコトロピン（ACTH）** テトラコサクチドは，24個のアミノ酸からなる合成ACTH製剤*2 であり，53〔　　　　　〕に用いられる。また，テトラコサクチドの54〔　　　〕懸濁液は，点頭てんかんや気管支喘息，ネフローゼ症候群の治療に用いられる。

2 下垂体後葉ホルモン

後葉ホルモンの55〔　　　　　〕は56〔　　　　　〕（ADH）ともいわれる。治療薬としては，〔55〕の構造の一部をかえたデスモプレシンなどの薬物がある。おもに57〔　　　　〕症の治療に用いられるほか，58〔　　　〕作用を利用して夜尿症の治療などにも用いられる。

4 骨粗鬆症治療薬

骨では，59〔　　〕細胞による骨吸収（骨破壊）と60〔　　〕細胞による骨形成が繰り返されており，この両者のバランスによって維持されている。このバランスが崩れて，骨量の喪失や，微細構造の破壊によって骨がもろくなる状態を61〔　　　〕という。

〔61〕の薬物治療には，〔59〕細胞を阻害する薬物や，腎・腸管において62〔　　〕の吸収を促進する薬物が用いられる（→図9-2）。

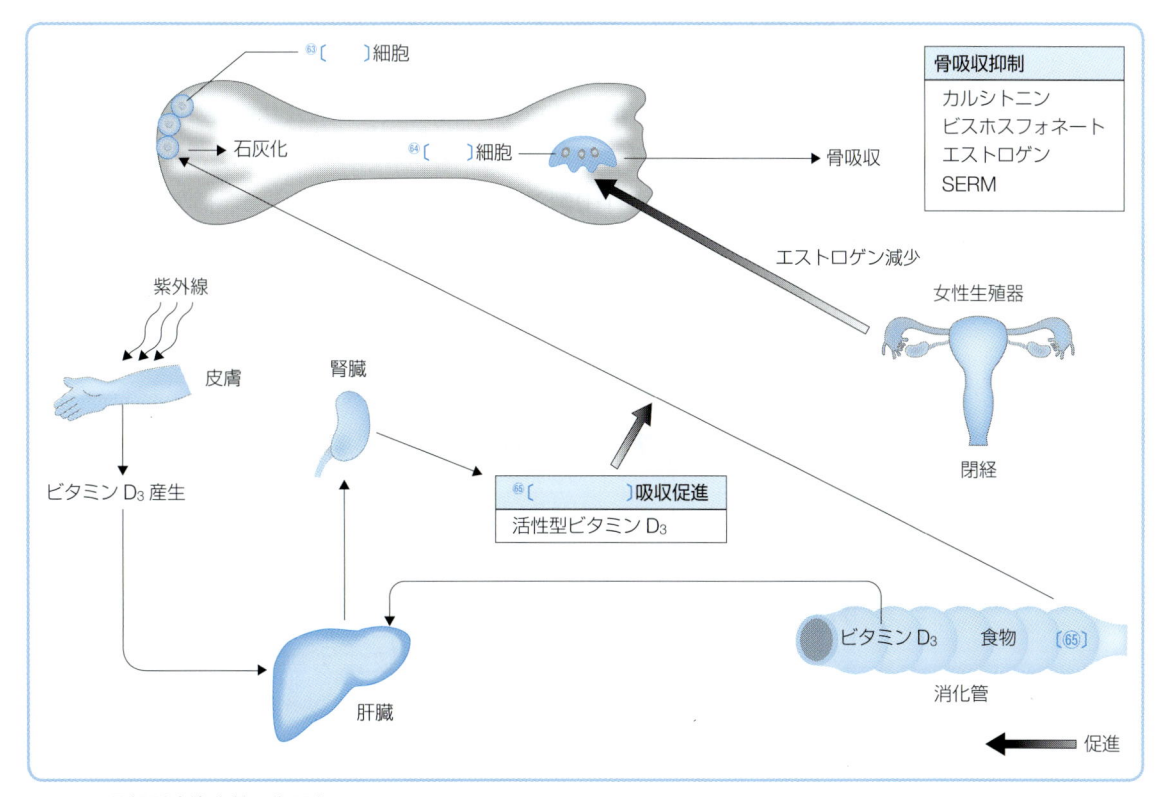

図9-2 骨粗鬆症治療薬の作用点

▶**エストロゲン製剤** 女性は，66〔　　　〕後にエストロゲン欠乏によって骨量が低下するため，骨粗鬆症になりやすい。エストラジオールなどのエストロ

ゲン製剤は，⑥⑥〔　　　〕後のホルモン補充療法に用いられるが，単剤では⑥⑦〔　　　　　　　〕の危険性を高めるため，⑥⑧〔　　　　　　　〕と併用して危険性を下げる。

▶**活性型ビタミンD₃製剤**　活性型ビタミンD*¹は消化管における⑥⑨〔　　　　　　　〕吸収および，尿細管における〔⑥⑨〕の再吸収を促進する。閉経後骨粗鬆症では，⑦⓪〔　　　　　　　　〕が低下しており，アルファカルシドールなどの活性型ビタミンD₃製剤が補充療法として骨量増加のために用いられる。

▶**ビスホスホネート製剤**　エチドロン酸二ナトリウムやアレンドロン酸ナトリウム水和物などがある。⑦①〔　　　　　〕細胞の骨吸収面に分布して骨吸収を強力に抑制する作用を持ち，骨粗鬆症治療の第一選択薬である。おもな副作用に⑦②〔　　　　　　　〕血症がある。また，カルシウムやマグネシウムを含む薬物と併用すると⑦③〔　　　　　〕を形成して腸管から吸収されにくくなる性質を持つほか，食道や口腔の⑦④〔　　　　〕を傷害することがあるため，十分な水で服用する。

▶**カルシトニン製剤**　エルカトニンなどのカルシトニン製剤は，⑦⑤〔　　　〕細胞に作用して骨吸収を抑制する。副作用として，ショックや⑦⑥〔　　　　　　〕血症がある。

▶**選択的エストロゲン受容体モジュレーター（SERM）**　組織特異的に作用する⑦⑦〔　　　　　　　〕様の作用を持つ薬物で，ラロキシフェンなどがある。骨やコレステロール代謝においては，⑦⑧〔　　　　　〕の〔⑦⑦〕受容体に結合して，〔⑦⑦〕様の作用を示す。乳房や子宮に対する〔⑦⑦〕様の作用は⑦⑨〔強い・弱い〕。

▶**副甲状腺ホルモン（PTH）製剤**　テリパラチドなどがある。間欠的な投与により，骨吸収作用よりも骨形成作用をもたらす。

▶**その他**　破骨細胞の活性化にかかわる因子，RANKLに対する抗体のデノスマブなども用いられる。

*1　ビタミンDが肝臓および腎臓で水酸化されてできる1,25-ジヒドロキシビタミンDをいい，活性型は生理作用を示す。

B　治療薬としてのビタミン

ビタミンは体内においてさまざまな酵素の①〔　　　　〕として利用されるが，体内ではほとんど②〔　　　　〕されず，食物などから摂取される。疾患や③〔　　　　　〕などによって，ビタミンの代謝・吸収が十分でなくなった場合に，補充療法としてビタミン製剤が投与される。

ビタミンには，④〔　　　　〕ビタミン（A・D・E・K）と，⑤〔　　　　〕ビタミン（ビタミンB群およびビタミンC）がある。

1　脂溶性ビタミン

▶**ビタミンA**　網膜で光を感知する⑥〔　　　　　〕の合成や，糖タンパク質の合成，骨・上皮・粘膜の維持に関与しており，不足すると眼では⑦〔　　　　〕，

皮膚では⑧〔　　　〕・乾燥を引きおこす。ビタミン製剤としてはレチノールパルミチン酸エステルがある。

▶**ビタミンD**　食物から摂取されるほか，皮膚においてもプロビタミンDから⑨〔　　　〕によって産生される。活性型ビタミンD₃製剤は慢性腎不全やビタミンD代謝異常，⑩〔　　　　　〕の治療に用いられる。

▶**ビタミンE**　生体膜での⑪〔　　　　〕防止に関与し，正常な膜機能を維持している。⑫〔　　　〕中に多く含まれるため，薬物として補給されることはほとんどない。

▶**ビタミンK**　活性型(還元型)のビタミンKは，⑬〔　　　　　　〕などのビタミンK依存性血液凝固因子の生合成に必要であり，抗凝固薬の⑭〔　　　　　　〕はビタミンKの代謝を阻害して効果を示す。そのため，ビタミンKは〔⑭〕の拮抗薬でもある。

　　通常は，食物からの摂取や⑮〔　　　　〕による合成で補給されるが，⑯〔　　　〕を長期使用すると不足する場合がある。また，母乳保育の乳児では，⑰〔　　　〕のビタミンKの含量が低いため，ビタミンK₁製剤のフィトナジオンや，ビタミンK₂製剤のメナテトレノンによる補給が行われる。

❷ 水溶性ビタミン

▶**ビタミンB₁**　炭水化物の代謝にかかわる酵素の補酵素である。欠乏すると⑱〔　　　　　　〕および高度の⑲〔　　　　〕の原因となる。

▶**ビタミンB₂**　ミトコンドリアの⑳〔　　　　　　　〕や，脂肪酸・グルコースの㉑〔酸化・還元〕酵素の補酵素である。欠乏すると舌炎や口角炎，結膜炎がおこる。

▶**ビタミンB₆**　ピリドキシン・ピリドキサール・ピリドキサミンの3種の総称であり，㉒〔　　　　〕代謝に関係する補酵素である。妊娠・授乳期や，抗ビタミンB₆作用を持つ㉓〔　　　　　〕などの投与時に不足することがあり，補充が必要である。反対に過剰摂取では感覚神経障害や㉔〔　　　〕腎結石症を生じることがある。

▶**ナイアシン**　体内での㉕〔　　　　〕反応に関係する酵素の補酵素であり，皮膚・舌・消化器・精神機能の健康維持に必要である。㉖〔　　　　〕およびニコチン酸アミドがある。

　　〔㉖〕は末梢血管㉗〔拡張・収縮〕作用を持ち，循環器疾患に用いられることもある。

▶**ビタミンB₁₂**　㉘〔　　　〕合成や炭水化物・脂質の代謝などで補酵素としてはたらく。欠乏症は，㉙〔　　　〕の萎縮や切除，クローン病などでおこり，悪性㉚〔　　　〕や四肢末端のしびれ，知覚異常などをもたらす。

　　胃の壁細胞で分泌される㉛〔　　　　〕と結合して回腸から吸収されるため，欠乏症ではシアノコバラミンやヒドロキソコバラミンなどのビタミンB₁₂製剤は，必ず㉜〔　　　〕によって投与する。

▶**葉酸** プリンや㉝〔　　　　　〕の生合成においてはたらく補酵素である。欠乏症は慢性胃炎でおこるほか，血液透析や，メトトレキサート，フェニトイン，グルココルチコイド，アルコール，経口避妊薬の使用などでもおこる。
　　葉酸の欠乏は㉞〔　　　〕などを引きおこすほか，妊娠初期においては㉟〔　　　　〕障害を引きおこし，二分脊椎や㊱〔　　　〕症をもたらす危険性がある。

▶**パントテン酸** 体内で㊲〔　　　　　〕（CoA）となり，さまざまな代謝ではたらく補酵素である。妊娠・授乳時に不足することがあり，パンテノールなどの製剤が用いられる。

▶**ビタミンC** 体内において，㊳〔　　　　〕をはじめ，ノルアドレナリン，セロトニン，コルチコステロンなどの重要な物質の生合成に関与する。
　　また，㊴〔　　　〕抵抗性，創傷治癒，手術後の回復，歯・骨・軟骨・血管などの結合組織に必要である。過剰になると㊵〔　　　〕をもたらす。

演習 10 看護師国家試験対策問題

インスリン製剤の力価の単位

問題 1

インスリン製剤に使用される単位はどれか。
1. モル（mol）
2. 単位（U）
3. キロカロリー（kcal）
4. マイクログラム（μg）

インスリン注射の投与経路

問題 2

インスリン自己注射の投与経路はどれか。
1. 皮内
2. 皮下
3. 筋肉内
4. 静脈内

1 型糖尿病の特徴

問題 3

1 型糖尿病で正しいのはどれか。
1. 経口血糖降下薬で治療する。
2. やせ型よりも肥満型に多い。
3. 2 型糖尿病よりも有病率が高い。
4. 高度のインスリン分泌障害がある。

薬物の副作用

問題 4

薬とその副作用の組み合わせで正しいのはどれか。
1. エストロゲン製剤――――子宮内膜がんのリスク増加
2. スルホニル尿素薬――――咳嗽
3. サイロキシン――――――徐脈
4. ビスホスフォネート製剤――高カルシウム血症

ビタミン欠乏症の症状

問題 5

不足すると貧血になるのはどれか。
1. ビタミン A
2. ビタミン B_{12}
3. ビタミン D
4. ビタミン E

10章 皮膚科用薬・眼科用薬・救急時使用薬・漢方薬

A 皮膚科用薬

1 皮膚科用薬の特徴

*1 皮脂腺の分泌物（皮脂）が表皮の表面に薄い膜を作り，皮膚をなめらかにして乾燥を防いでいる。

皮膚は，①〔　　　〕・真皮・②〔　　　〕組織からなる。〔①〕の脂肪膜*1や角質層は外界へのバリヤーとなる。また皮膚の表面は③〔弱アルカリ性・弱酸性〕に保たれており病原菌の侵入を防いでいる。

皮膚に塗布された薬物は，④〔　　　〕や汗孔からはすみやかに吸収され，〔①〕からはゆっくりと吸収されるが，皮膚の状態によって薬物の吸収効率は異なる。

熱傷や湿疹などによって皮膚のバリヤー効果が失われると吸収されやすくなるほか，乳幼児や高齢者では表皮層も薄く，角質層の発達もわるいため，吸収されやすい。また，⑤〔　　　〕や腋下，ひじ・ひざの⑥〔内・外〕側，外陰部などの皮膚からはとくに吸収されやすい。

皮膚から吸収された薬物は，その一部は真皮の細胞で代謝され，残りは⑦〔　　　　　　〕から血液循環に入って，肝臓などで代謝される。

1 基剤

*2 たとえば，液体の薬であれば滅菌精製水，軟膏であればワセリンなどをさす。

基剤とは，製剤上の理由から有効成分とともに配合される成分である*2。皮膚科用薬において基剤は，①有効成分の希釈，②有効成分の吸収促進，③外部刺激からの保護，④滲出液・⑧〔　　　〕などの除去，⑤局所の発熱の降下，などの役割を持つ。

▶**白色ワセリン・オリーブ油**　⑨〔　　　〕（疎水性）軟膏の基剤であり，皮膚の乾燥防止や創面の保護，⑩〔　　　〕の軟化にすぐれる。皮膚への刺激性が少ない。

▶**ポリエチレングリコール**　⑪〔　　　〕軟膏の基剤であり，⑫〔　　　〕の吸収・乾燥作用を持つため，水疱・潰瘍などに用いられる。

▶**乳剤性軟膏**　有効成分の浸透力の高い⑬〔　　　〕型と，乾燥性の皮膚に用いられる⑭〔　　　〕型がある*3。

*3 水相中に油滴を分散したものを水中油型，油相中に水滴を分散したものを油中水型という。

2 投与方法

▶**単純塗布法**　皮膚の病変部に外用薬を塗布する最も一般的な方法である。

▶**密封塗布法**　外用薬を塗布して，ポリエチレン薄膜などとテープで⑮〔　　　〕する方法。おもに難治状態の病変部分に用いられ，単純塗布よりも効果が高い。

▶**重層法**　皮膚の保護と副腎皮質ステロイド薬などの吸収促進のために，外用

薬を塗布したあと，⑯〔　　　〕軟膏などをのばした⑰〔　　　〕布を貼付する方法。

❷ 皮膚科用薬の種類

1 副腎皮質ステロイド外用薬

皮膚疾患で用いられる副腎皮質ステロイド外用薬は，薬効の強さによって5段階(最も強力・かなり強力・強力・中等度・弱い)に分けられている。老人や乳幼児に対しては,「中等度」または「⑱〔　　　〕」が第一選択であり,「⑲〔　　　〕」は使用しない。

副腎皮質ステロイド外用薬は，⑳〔　　　〕のある部分には使用しない。また，白内障や緑内障の誘発を防ぐため㉑〔　　　〕下には使用しない。その他の副作用には㉒〔　　　〕萎縮や，乾皮症，毛細血管拡張，㉓〔　　　〕抑制などがある。

2 感染症に使用する薬物

㉔〔　　　〕は，真菌が角質層に感染することによっておこり，白癬症や，皮膚カンジダ症などがある。〔㉔〕の治療には，抗真菌薬(➡p.27)の外用薬が用いられるが，抗真菌薬の㉕〔　　　〕も併用しなければ完治はむずかしい。

また，細菌の感染によって化膿した場合には，病変部を洗浄・消毒したあと，フラジオマイシンやゲンタマイシンなどの外用薬が用いられることもある。

3 褥瘡の治療に使用する薬物

褥瘡は，局所における㉖〔　　　〕により皮膚と皮下組織が壊死・壊疽をおこした状態である。疾患などによって体位変換が困難な場合におこりやすい。

褥瘡は頻回に㉗〔　　　〕やマッサージをして予防するが，発生した場合には局所を清潔にしたうえで，㉘〔　　　〕薬や肉芽・表皮形成促進薬が用いられる。

肉芽・表皮形成促進薬は，血管新生㉙〔促進・抑制〕や病変部循環㉚〔促進・抑制〕の作用を持ち，おもな薬物に，トラフェルミンやアルプロスタジル アルファデクス，ブクラデシンナトリウムなどがある。

B 眼科用薬

❶ 眼科用薬の特徴

1 眼の構造と薬物の吸収

*1 眼科用薬には点眼薬のほかに眼軟膏もある。

点眼薬などの眼科用薬*1は，眼瞼の内側にある①〔　　　〕に投与される。投与された薬物は，②〔　　　〕に混合したのち，いくつかの経路を経由して全身循環に入る(➡図10-1)。そのため，点眼薬は，投与後に内服薬と③〔　　　〕作用をもたらすことがあり，注意が必要である。

2 点眼のポイント

- 1回の点眼は④〔　　　〕滴(約50μL)で十分である。

(1)　　　　　　(2)　　　　　　(3)

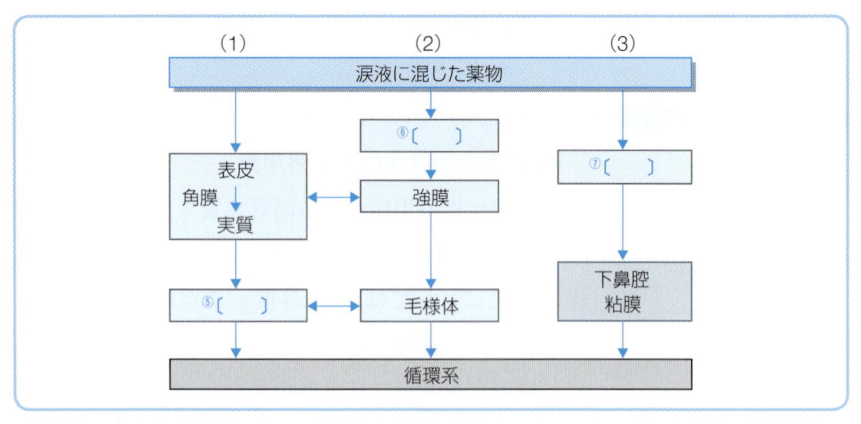

涙液に混じた薬物

⑧〔　　　〕

表皮
角膜
↓
実質　　　　　強膜　　　　　⑦〔　　　〕

下鼻腔
粘膜

⑤〔　　　〕　　毛様体

循環系

図10-1　点眼薬の吸収経路

- 点眼後は，まぶたを閉じて⑧〔　　　〕を軽く押さえると，薬効を高めるとともに，⑨〔　　　〕への移行を少なくできる。
- 点眼薬は通常，⑩〔　　　〕に保管し，1〜3か月で使いきるようにする。
- 油性と水性の点眼薬を併用する時は，⑪〔　　　〕のものを先に点眼し，はじめの点眼のあとに5分以上の間隔をあけて⑫〔　　　〕の点眼を行う。
- 点眼薬中の安定剤や防腐剤で⑬〔　　　〕反応をおこすことがある。

❷ 眼科用薬の種類

■1 抗感染症薬

眼瞼・結膜・角膜・涙道などに細菌が感染すると，麦粒腫や⑭〔　　　〕炎などがおこる。これらの治療には，抗感染症薬の点眼薬や眼軟膏が用いられる。

▶ **抗菌薬**　⑮〔　　　〕抗菌薬のオフロキサシンなどが用いられる。

▶ **抗真菌薬**　角膜真菌症には，ピマリシンが用いられる。

▶ **抗ウイルス薬**　ウイルス性角膜炎には，アシクロビル軟膏が用いられる[*1]。

*1 アシクロビルの眼への使用は，7日間以内にとどめる。

■2 抗炎症薬

結膜アレルギー，角膜ヘルペス，強膜炎，虹彩毛様体炎などの炎症に対して，抗炎症薬の点眼薬や眼軟膏が用いられる。

▶ **副腎皮質ステロイド薬**　炎症の抑制のほか，⑯〔　　　〕後にも用いられる。おもな薬物として，ベタメタゾンやデキサメタゾンなどの点眼薬，プレドニゾロンの眼軟膏が用いられる。

*2 これはステロイド緑内障とよばれる。

副作用として，⑰〔　　　〕の誘発や，眼圧の⑱〔上昇・低下〕[*2]などがある。眼圧に異常がみられた場合は，点眼の中止や回数の削減を行う。

▶ **非ステロイド性抗炎症薬**　結膜炎などのほか，⑲〔　　　〕の術後炎症にも用いられる。おもな薬物にジクロフェナクなどがある。⑳〔　　　〕障害をおこすため，長期に連用してはならない。

■3 抗アレルギー薬

花粉などを抗原とする㉑〔　　　　　　〕の予防を目的として，抗アレルギー薬の点眼薬が用いられる。

おもな薬物にケトチフェンやオロパタジンなどがある。

4 抗緑内障薬

角膜と水晶体の間を満たす㉒〔　　　〕は㉓〔　　　〕上皮で産生され，後眼房，前眼房，隅角を経て，その約90％は，櫛状靱帯を通り強膜静脈洞（シュレム管）から静脈へと排出される*1。眼圧は，㉔〔　　　〕の産生・排出のバランスによって維持される（→図10-2）。

緑内障は，なんらかの原因で眼圧が㉕〔上昇・低下〕し，網膜や㉖〔　　　〕の障害によって視力低下をきたす疾患である。隅角が狭いために眼房水の流れがわるくなっておこる閉塞隅角型と，櫛状靱帯が詰まったために眼房水の流れがわるくなっておこる開放隅角型がある。抗緑内障薬は，眼房水の流出㉗〔　　　〕や産生㉘〔　　　〕によって眼内圧を下げる。

*1 櫛状靱帯は小柱網・線維柱体，強膜静脈洞はシュレム管ともよばれる。眼房水の約10％は隅角から副経路とよばれるぶどう膜強膜流出路に入る。

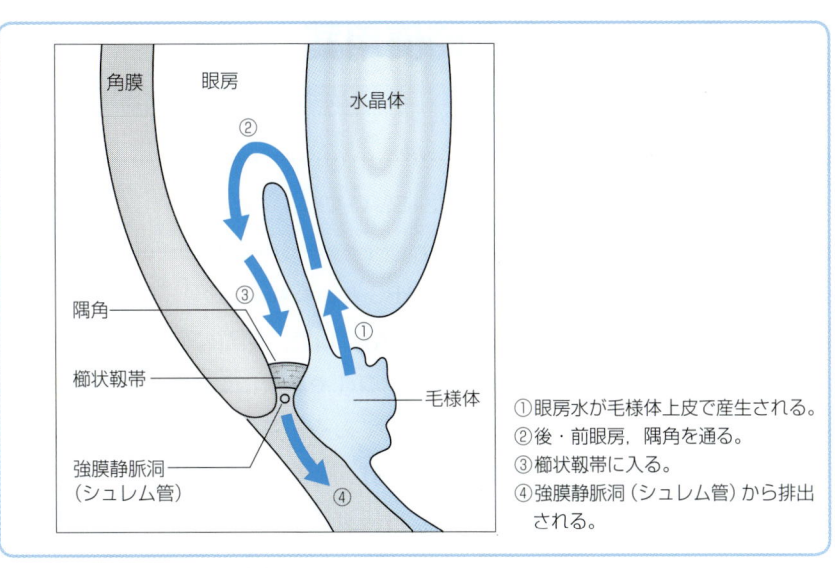

図10-2 眼房水の産生・流出

①眼房水が毛様体上皮で産生される。
②後・前眼房，隅角を通る。
③櫛状靱帯に入る。
④強膜静脈洞（シュレム管）から排出される。

▶**眼房水の流出促進・産生抑制をする薬物** おもな薬物に，㉙〔　　　〕のプロドラッグであるジピベフリンがある。開放隅角緑内障のみが適応であり，隅角の診断確定後に投与する。

▶**眼房水の流出促進をする薬物** ㉚〔　　　〕薬のピロカルピンや，㉛〔　　　〕製剤のイソプロピルウノプロストンなどがある。〔㉛〕製剤は点眼後，霧視や角膜障害の可能性があるため注意する。

▶**眼房水の産生抑制をする薬物** ㉜〔　　　〕薬のチモロールや㉝〔　　　〕薬のドルゾラミドがある。〔㉜〕薬は点眼後，㉞〔　　　〕や心不全・不整脈の患者に悪影響をもたらす可能性があるため注意する。

5 調節麻痺・散瞳薬

眼底の網膜や血管を検査するためには，瞳孔を㉟〔散大・縮小〕する必要がある。そのため，㊱〔　　　〕の弛緩作用を持つ㊲〔　　　〕薬が散瞳薬として用いられる。その他，抗コリン作動薬の点眼は調節けいれんや近

*1 抗コリン作動薬は散瞳作用によって隅角を狭くするため，緑内障患者や，狭い隅角，浅い前房などを持ち眼圧上昇の危険性がある患者には禁忌である．

*2 水晶体の水溶性タンパク質が，トリプトファン代謝障害の結果生じるキノン体によって変性・不溶化するためにおこると考えられている．

視症状の改善にも用いられる．

おもな薬物に㊳〔　　　　〕やトロピカミドがある．副作用として㊴〔　　　　〕作用を持つため，緑内障には禁忌である*1．

6 抗白内障薬

白内障は，㊵〔　　　　〕のタンパク質が変性・混濁し，視力障害をおこす疾患である*2．

ピレノキシンは，キノン体の〔㊵〕タンパク質への㊶〔　　　　〕を競合的に阻害して〔㊵〕タンパク質の変性を阻害し，その混濁を抑える抗白内障薬である．

C 救急時使用薬

1 救急蘇生のABC

救急蘇生においては，①〔　　　　〕の確保(air way)，②〔　　　　〕の管理(breathing)，③〔　　　　〕の管理(circulation)が重要で，それぞれの頭文字から救急蘇生のABCといわれる．

▶**気道の確保(A)**　口腔，咽頭に異物や分泌物がある場合には，これをすばやく除去する．嘔吐や誤飲による気道閉塞を防ぐため，患者を側臥位にして顔を下方に向けておく．意識障害が強い場合には気管内挿管を行う．

▶**呼吸の管理(B)**　血液ガス分析を行いPaO_2*3が低ければ吸気中の酸素濃度を上げる．呼吸抑制がある場合は人工呼吸が必要である．

▶**循環の管理(C)**　血圧が低く，ショック状態に陥っている場合は，原因・症状により輸液や，血漿増量剤，輸血，血管収縮薬，強心薬，副腎皮質ステロイド薬を使用する．

*3 動脈血酸素分圧

2 救急時使用薬

救急時には，救急蘇生法を行うとともに正中静脈を確保し，表10-1の薬物

表10-1 救急蘇生時に用いられる薬物

目的	薬物
心収縮と血流の改善	アドレナリン，ノルアドレナリン，ドパミン，ドブタミン(β_1作動薬)，ニトログリセリン，アルテプラーゼ(t-PA製剤)
心調律と心拍数の制御	リドカイン(抗不整脈薬)，プロカインアミド(抗不整脈薬)，アトロピン(抗コリン作動薬)，プロプラノール(β遮断薬)，ベラパミル(カルシウム拮抗薬)
鎮痛・鎮静	モルヒネ(麻薬性鎮痛薬)，ジアゼパム・ミダゾラム(ベンゾジアゼピン系薬物)
その他	フロセミド(ループ利尿薬)，副腎皮質ステロイド薬

が目的に応じて使用される。

❸ 救急・急変時の症候に対して用いられる薬物

1 ショックに用いられる薬物

ショックは，④〔　　　　　　〕が不足し，主要な臓器の機能維持に障害をきたした状態である。出血などによる低容量性ショックに対しては，失われた血液を補充するために輸液や輸血が必要であり，同時に⑤〔　　　　　　〕の持続点滴が有効である。心機能不全によるショックに対しては，心収縮と血流の改善薬として⑥〔　　　　　〕やドパミン，ドブタミンが用いられる。

薬物などによるアナフィラキシーショックに対しては気道の確保とともに，〔⑥〕が用いられる。

2 けいれんに用いられる薬物

骨格筋が急激かつ不随意に収縮を繰り返している状態である。けいれんの抑制には，⑦〔　　　　　〕の静脈内注射がすみやかに効果を発揮する。その後，作用時間の長い⑧〔　　　　　　〕の点滴静脈内注射が行われる。〔⑧〕の副作用として，呼吸抑制・血圧低下・不整脈などをもたらすことがあるため，注意が必要である。

3 呼吸困難に用いられる薬物

高度の咽頭浮腫による呼吸困難に対しては，⑨〔　　　　　　〕（0.01〜0.02％液）の吸入が行われる。また，気管支喘息の大発作や喘息発作が重積した場合には⑩〔　　　　　　〕の静脈内注射が行われる。

4 昏睡に用いられる薬物

昏睡症状がみられた場合，原因となる疾患によって対処法および使用する薬物が異なる。

▶**脳血管障害**　血腫や脳浮腫などは頭蓋内圧を上昇させ，昏睡をもたらす。⑪〔　　　　　　〕の静脈内注射は，脳代謝低下および血流量減少作用によって，頭蓋内圧を低下させる。また濃グリセリンや⑫〔　　　　　　〕の静注は，浸透圧効果によって，頭蓋内圧を低下させる。

▶**糖尿病**　インスリン注射などによる⑬〔　　　〕昏睡には，⑭〔　　　　　　〕の静脈内注射を行う。また，インスリン不足によっておこる⑮〔　　　　　　〕昏睡には，脱水症を是正するために輸液と⑯〔　　　　　　〕の点滴静脈内注射を行う*1。

▶**肝性昏睡**　劇症肝炎に伴う肝性昏睡には，血漿交換・血液濾過透析によって肝機能不全による代謝性中毒物質を除去する。それに加えて，肝壊死の進行を抑えるために⑰〔　　　　　　　　〕薬や⑱〔　　　　　　　〕製剤が投与される。また，肝細胞再生のために，グルカゴン・インスリンの持続点滴を行う。

▶**急性アルコール中毒**　大量の飲酒などにより，血中のエタノール濃度が300 mg/dL をこえると昏睡状態に陥る。意識障害および，呼吸・循環系に

*1　インスリン投与時には，低カリウム血症を予防するためにカリウムを補給しなければならない。

10章　皮膚科用薬・眼科用薬・救急時使用薬・漢方薬　**115**

障害がみられる場合は，[19]（　　　　　）・乳酸リンゲル液の輸液を行う。血圧の上昇のためには[20]（　　　　　）の点滴静脈内注射を行う。アシドーシスに対しては，[21]（　　　　　）の静脈内注射を行う。

5 心機能障害に用いられる薬物

急性心不全や，致死的な不整脈[*1]，虚血性心疾患は，疾患がそのまま死につながりうる重篤な疾患であり，迅速に対応することが大切である。

▶ **急性心不全**　発症時には，酸素吸入と，強心・昇圧作用を持つ[22]（　　　　　）・ノルアドレナリンの投与が行われる。

▶ **不整脈**　心室細動には，直流電流による除細動，および[23]（　　　　　）の静注が行われる。[24]（　　　　　）不整脈には抗不整脈薬が用いられる。[25]（　　　　　）不整脈にはアトロピンやイソプレナリンが用いられるほか，ペーシング用カテーテルによるペーシングが行われる。

▶ **虚血性心疾患**　狭心症発作に対しては，血管拡張作用を持つ[26]（　　　　　）が用いられる。一方，急性心筋梗塞に対して[26]は効果がない。急性心筋梗塞の疼痛緩和には[27]（　　　　　）が用いられ，すみやかに経皮的冠状動脈インターベンション（PCI）などの再灌流療法などを行う必要がある。

[*1] 致死的な不整脈には，心室細動，心室停止を含む極度の徐脈性不整脈などがある。

4 急性中毒に対する処置

1 薬物中毒

薬物などの化学物質による中毒に対して，毒物の排除，解毒薬の投与，中毒症状への対症療法が行われる。

▶ **毒物の体外への排除**　すみやかな排出のために以下の方法が試みられる。
- 催吐
- 胃洗浄
- [28]（　　　　　）による吸着と下剤による排出
- 点滴および利尿薬による強制利尿では，尿のpHによって毒物の排出されやすさが異なる[*2]。尿をアルカリ性にするためには[29]（　　　　　），酸性にするためには[30]（　　　　　）の点滴静注が行われる。
- 血液透析・血液吸着剤灌流法

▶ **解毒薬の投与**　おもな解毒薬を表10-2に示す。

[*2] 尿がアルカリ性になると酸性薬物が排泄されやすく，酸性になるとアルカリ性薬物が排泄されやすくなる。

2 食中毒

▶ **感染型食中毒**　サルモネラには[31]（　　　　　）抗菌薬が有効である。カンピロバクターには[32]（　　　　　）抗菌薬・ホスホマイシンが有効である。

▶ **毒素型食中毒**　腸管出血性大腸菌O157には抗毒素血清がないため輸液が基本となるが，早期であれば[33]（　　　　　）抗菌薬やホスホマイシンが有効である。ボツリヌスには[34]（　　　　　）（ウマ）が有効である。

3 ガス中毒

ガス中毒は，原因のガスの種類によって障害が異なり，救急処置も異なる。

表 10-2　おもな解毒薬

毒物	解毒薬	備考
アセトアミノフェン	アセチルシステイン	
有機リン化合物	アトロピン プラリドキシム	プラリドキシムは曝露早期に有効
ベンゾジアゼピン系薬物	フルマゼニル	けいれん性疾患の病歴やベンゾジアゼピン系薬物の依存症の場合は，けいれん誘発の危険性のため禁忌である。
麻薬 オピオイド誘導体	ナロキソン	
ヒ素・水銀	ジメルカプロール （BAL）	急性中毒に有効な一方，慢性中毒に対してはヒ素・水銀を中枢神経系に再分布させるため不適である。
鉛	エデト酸カルシウム二ナトリウム	
銅	ペニシラミン	
鉄	デフェロキサミン	チトクロームやヘムタンパク質の鉄とは反応しない

　ホルムアルデヒドなどの㉟〔　　　　　〕のガスに対しては気道確保や気管内挿管，輸液などが処置されたのち，鎮静剤や抗炎症薬，抗菌薬が投与される。
　一方，㊱〔　　　　　〕を抑制するガスや，細胞の㊲〔　　　　　〕を障害するガスに対しては，有害環境からの隔離，輸液，酸素療法などが行われるほか，毒物の種類に応じて薬物による対処が行われる。

▶**一酸化炭素**　すみやかに 100％酸素を吸入させ，一酸化炭素の除去を促進する。また，㊳〔　　　　　〕の点滴静注が行われる*1。

▶**シアン**　㊴〔　　　　　〕，亜硝酸ナトリウム，チオ硫酸ナトリウム，昇圧薬，利尿薬などが用いられる*2。

▶**硫化水素**　亜硝酸ナトリウム，〔㊴〕が用いられる*3。

▶**プロパンガス**　輸液および対症療法が行われる。

*1　ヘモグロビンと結合した一酸化炭素の血中濃度が十分に低下したあと，代謝性アシドーシスを是正するために行う。

*2　体内のシアン化物イオンを，亜硝酸化合物とチオ硫酸ナトリウムを用いて，毒性の低いチオシアン酸イオンに変化させる。

*3　硫化水素によるチトクロームオキシダーゼ活性の阻害を亜硝酸化合物で抑制する。

有機リン化合物による中毒と抗コリン作動薬

　有機リン化合物はアセチルコリンエステラーゼを不可逆的に阻害する。そのため，アセチルコリンの分解が抑制され，アセチルコリン受容体が過度に刺激されるため，縮瞳・発汗・流涙・下痢などの中毒症状がみられる。中毒症状が悪化すると，錯乱・運動失調・言語障害さらには昏睡・呼吸麻痺へと進むこともある。
　おもな解毒薬には，アセチルコリンエステラーゼを再活性化するプラリドキシムと，抗コリン作動薬のアトロピンがある。プラリドキシムは有機リン化合物に曝露後の早い段階に有効であるが，中枢には移行しないため中枢での中毒症状は改善しない。

D 漢方薬

1 漢方薬の特徴

心とからだは不可分の関係にあるとする心身一如(身心一如)の医学体系が漢方の特色で，病気そのものではなく病気になった人間を全体的にとらえて診断する。

1 漢方における診断・治療

①〔　　　〕とは，漢方における病名診断であり治療の指示である。診断は四診といわれる望診(目で見る)，聞診(耳で聞き，鼻でかぐ)，問診(質問によって情報をえる)，切診(脈・腹部に触れる)からの情報をもとに，陰陽・虚実・寒熱・表裏・気血水・六病位などの評価方法によって〔①〕を決める。

▶陰陽　②〔　　　〕の強弱を示し，陰はからだの機能が低下している状態を，陽はからだの機能が亢進している状態をいう。

▶虚実[*1]　病気にかかった時の③〔　　　〕(気力・抵抗力など)の強弱を示し，虚は闘病反応自体が弱い状態を，実は闘病反応自体が強い状態をいう。

▶寒熱　寒は④〔　　　〕ことで改善される病態を，熱は⑤〔　　　〕ことで改善される病態をいう。

▶表裏　表はからだの⑥〔　　　〕を，裏はからだの⑦〔　　　〕を，半表半裏は表と裏の中間臓器(肺・肝臓・心臓など)をいう。

▶気血水　気は「心」と「からだ」を結ぶエネルギーを，血は血液を，水は血液以外の体液をいう。

▶六病位　病の⑧〔　　　〕をさす。陽病(太陽・少陽・陽明)と陰病(太陰・少陰・厥陰)に大別され，太陽は病が表の位置，少陽は病が半表半裏の位置，陽明は病が裏の位置，陰病は病が裏の位置にあって，太陰は陰病の中では緩

*1　虚実は体質をあらわすとする文献もある。

表 10-3　おもな生薬の効能

生薬	効能
葛根	発汗・解熱・鎮咳・消炎
甘草	鎮咳・去痰・鎮痛・鎮痙・消炎・止瀉・矯味
桂枝	健胃・発汗・解熱
厚朴	健胃・鎮痛・鎮静・鎮痙
柴胡	鎮静・解熱・消炎・強壮
芍薬	鎮痛・鎮痙・消炎
大黄	緩下・消炎・健胃・鎮痛
人参	滋養強壮・強精・健胃
附子	鎮痛・強心・利尿
麻黄	鎮咳・去痰・解熱・鎮痛・消炎

症，少陰は太陰と厥陰の中間症状，厥陰は最も急症をいう．

2 方剤

方剤とは，複数の⑨〔　　　〕の決められた組み合わせおよび配合比をいう．方剤は，例外もあるが君（重要なはたらきをする生薬），臣（君薬についで重要なはたらきをする生薬），佐（臣薬ほど重要でないが，君薬のはたらきをたすける生薬），使（君薬，臣薬，佐薬の補助的な役割を持つ生薬）の4種の生薬で構成される．

方剤の適応症を⑩〔　　　〕という．おもな生薬を表10-3に示す．

2 漢方薬の副作用

漢方薬にも副作用は存在する．一般の薬との併用などによって，思わぬ副作用を示すこともあり，注意が必要である．

- インターフェロン使用中の患者に⑪〔　　　　〕（サイコやオウゴンなど7種の生薬で構成される）を投与すると間質性肺炎の発症頻度が増大する．
- 甘草配合方剤にはグリチルリチンを含有しており尿細管でのカリウム排泄を促進する．このため，連用すると⑫〔　　　　　〕血症，浮腫，血圧上昇などをおこす偽性アルドステロン症がもたらされる．
- 麻黄配合方剤はアドレナリン作動薬として作用する⑬〔　　　　　〕を含有しており，血圧上昇をもたらす，などが知られている．

演習 11　看護師国家試験対策問題

皮膚の抗菌作用保持のための処置

問題 1
皮膚の抗菌作用を保持するために効果的なのはどれか。
1. アルカリ性石けん
2. 弱酸性石けん
3. 中性合成洗剤
4. オリーブ油

油脂性軟膏塗布の目的

問題 2
皮膚症状に対する油脂性軟膏塗布の目的で正しいのはどれか。
1. かさぶたを除去しやすくする。
2. 皮膚を乾燥させる。
3. 分泌物の吸収を促す。
4. 炎症を軽減する。

点眼指導

問題 3
点眼指導で適切なのはどれか。
1. 油性と水性では油性を先に点眼する。
2. 容器の先端が睫毛に接したら点眼する。
3. 点眼後は乾燥するまでまばたきをしない。
4. 点眼後は，滅菌ふき綿で涙嚢部を軽く圧迫する。

緑内障の禁忌

問題 4
緑内障で禁忌なのはどれか。
1. アトロピン
2. インスリン
3. フロセミド
4. ジゴキシン

アナフィラキシーショックへの対処

問題 5
アナフィラキシーショックに対して最も即効性があるのはどれか。
1. 塩化カリウム
2. テオフィリン
3. アドレナリン
4. プレドニゾロン
5. 硫酸マグネシウム

食中毒の原因

問題 6

食中毒の原因となるのはどれか。

1. セラチア
2. レジオネラ
3. ヘリコバクター・ピロリ
4. カンピロバクター

11章 消毒薬

A 消毒と滅菌

消毒とは，①〔　　　　　〕を死滅・減少させて，②〔　　　〕をおこさない水準にすることをいう。滅菌とは，③〔　　　〕の病原微生物を死滅・除去することをいう。

滅菌には，ガス滅菌・加熱滅菌・照射滅菌などが用いられる。消毒には④〔　　　〕が用いられる。

病原微生物の〔④〕に対する抵抗性は，「一般細菌・酵母様真菌＜糸状真菌＜⑤〔　　　〕・ウイルス＜⑥〔　　　〕*1」の順に高くなる。

*1 一部の細菌が生育に不適な環境下で形成する，きわめて耐久性の高い細胞構造のこと。

B 消毒薬の種類と応用

消毒薬は，その①〔　　　　　〕によって低水準・中水準・高水準に大別される。

低水準の消毒薬は，一般細菌・酵母様真菌・糸状真菌に対して有効である。中水準の消毒薬は，さらに②〔　　　〕に対しても有効となり，一部のものはウイルスにも有効である。高水準の消毒薬は③〔　　　〕にも有効である。

① 低水準消毒薬

▶**クロルヘキシジン**　一般細菌・酵母様真菌・糸状真菌には有効であるが，④〔　　　〕には無効である。また，インフルエンザウイルスなどの⑤〔　　　〕*2 を持つ一部のウイルスに有効である。

⑥〔　　　〕消毒や，手術部位の皮膚消毒，医療用器具の消毒に用いられる。

*2 一部のウイルスの最外層をおおう膜のこと。脂質二重層および膜タンパク質からなる。

▶**第四級アンモニウム塩**　おもな薬物に塩化ベンザルコニウムや塩化ベンゼトニウムなどがある。⑦〔陰・陽〕電荷を持ち，⑧〔陰・陽〕電荷を持つ病原微生物の表面に吸着し，殺菌作用を示す。一般的に⑨〔　　　　〕として多用されるが，⑩〔陰・陽〕電荷を持つ通常の石けんとは異なり⑪〔　　　〕効果はない。

一般細菌・酵母様真菌・糸状真菌には有効であるが，⑫〔　　　〕およびウイルスには無効である。医療用器具の消毒や床消毒に用いる。

通常の⑬〔　　　〕と併用すると殺菌効果が低下するため，併用しない。

▶**両性界面活性剤**　おもな薬物に塩酸アルキルジアミノエチルグリシンがある。

1分子中に⑭〔陰・陽〕イオンの洗浄作用と⑮〔陰・陽〕イオンの殺菌作用をあわせ持つ。

⑯〔　　　〕性は逆性石けんに比べて劣るが，高濃度では⑰〔　　　〕に効果があるなど，殺菌スペクトルが広い。

❷ 中水準消毒薬

▶**ポビドンヨード**　ポリビニルピロリドンと⑱〔　　　〕を結合させた化合物であり，〔⑱〕を遊離して病原微生物のタンパク質や⑲〔　　　〕を破壊し，殺菌作用を示す。

一般細菌・真菌・結核菌・ウイルス，さらには一部の⑳〔　　　〕にも有効であるなど広い殺菌スペクトルを持ち，㉑〔　　　〕性も長いため，広く用いられている。

㉒〔　　　〕消毒や，手術部位の皮膚消毒，皮膚の感染症予防に用いられる。

▶**次亜塩素酸ナトリウム**　病原微生物の㉓〔　　　〕などのタンパク質を不活化して殺菌作用を示す。ほとんどの病原微生物・ウイルスに有効である。㉔〔　　　〕に対しては0.1％以上の濃度が有効とされる。

おもに㉕〔　　　〕の消毒に用いられる。また，器具や床などに㉖〔　　　〕が付着した場合には，感染予防のため，0.5％〜0.6％の溶液による消毒が推奨されている。

▶**消毒用エタノール**　約㉗〔　　　〕%（vol%）の溶液*1 がタンパク質の変性作用により殺菌作用を示す。一般細菌・真菌・結核菌・一部ウイルスに有効で㉘〔　　　〕には無効である。㉙〔　　　〕性があり，手指消毒や医療用器具の消毒に広く用いられる。

㉚〔　　　　　〕は，消毒用エタノールのかわりに用いられ，効果もほぼ同等である。㉛〔　　　〕%（vol%）の溶液で，手指や皮膚消毒に用いられる。

そのほか，クレゾール石けんなども用いられてきたが，近年は使用されなくなってきている。

*1　液剤での濃度(%)は通常，溶液100 mL 中の薬品含量(g)を示す w/v% を意味するが，消毒用エタノールとイソプロパノールでは，溶液100 mL 中の薬品分量(mL)を示す vol% を意味する。
　消毒用エタノールは15℃でエタノール76.9〜81.4 vol%を含む。

❸ 高水準消毒薬

▶**グルタルアルデヒド**　別名を㉜〔　　　　　〕といい，その溶液が酵素タンパク質の失活およびタンパク質の㉝〔　　　〕作用によって殺菌作用を示す。一般細菌・真菌・結核菌・ウイルス・芽胞など㉞〔　　　〕の病原微生物に対して有効である。

おもに㉟〔　　　〕や医療用器材の消毒に用いられるが，㊱〔　　　〕にも有害であるため，〔㊱〕の消毒には使用できず，取り扱いも慎重に行う必要がある。

▶**フタラール・過酢酸**　グルタルアルデヒドと同等の殺菌作用を持ち，同目的に用いられる。グルタルアルデヒドに比べて，㊲〔　　　〕性や粘膜・皮膚への㊳〔　　　〕性が低いため，近年用いられるようになってきている。

C 消毒薬の取り扱い

消毒にあたっては，用途や部位に応じて，①〔　　　　　　〕・速効性・持続性などの特性が異なる消毒薬を使い分ける。また，消毒薬は生体や②〔　　　　　〕にも有害であるため，廃棄する時は，適切に処理しなければならない。

1 消毒薬使用時の注意事項

- 消毒液の濃度は指示通りに希釈して使用する。たとえば，手指消毒のためにはクロルヘキシジンの③〔　　　　〕％液が用いられる。また，ポビドンヨードを用いる場合は，④〔　　　〕％液が使われる。
- ほかの化合物とまざると，消毒作用が⑤〔強く・弱く〕なることがあるため，ほかの薬物や⑥〔　　　　〕とまざらないように注意する。
- 医療用器具を消毒薬によって消毒したあとは，多量の滅菌水などを用いて洗浄や⑦〔　　　〕を行い，消毒薬を完全に除去してから使用する。

演習 12　看護師国家試験対策問題

手指消毒に用いる消毒薬

問題 1

手指消毒に適さないものはどれか。
1. 逆性石けん
2. グルタルアルデヒド
3. クロルヘキシジン
4. ポビドンヨード

消毒薬の種類と使用濃度

問題 2

手指を消毒する場合の殺菌消毒薬の種類と使用濃度との組み合わせで正しいのはどれか。
1. イソプロピルアルコール ──── 10%（vol%）
2. ポビドンヨード ──── 20〜30%
3. グルコン酸クロルヘキシジン液 ── 0.1〜0.5%
4. 塩化ベンザルコニウム ──── 0.5〜1.0%

床消毒に用いられる消毒薬

問題 3

血液で汚染された床の消毒に適切なのはどれか。
1. 80%エタノール
2. 0.5%クロルヘキシジン
3. 0.5%次亜塩素酸ナトリウム
4. 10%ポビドンヨード

手指の清潔

問題 4

看護師の手指の清潔で適切なのはどれか。
1. 擦式手指消毒薬はすり込み後ペーパータオルでふく。
2. 手の表面に見える汚れはアルコール綿でふき取る。
3. 手袋を取り外した直後は手洗いをしない。
4. 石けんと逆性石けんは併用しない。

消毒薬への抵抗性

問題 5

消毒薬に最も抵抗性が強いのはどれか。
1. 細菌芽胞
2. 栄養型細菌
3. DNA ウイルス
4. RNA ウイルス

付録 薬理学に関連する略語

略語	用語（英）	用語（和）
5-HT	5-hydroxytryptamine	5-ヒドロキシトリプタミン（＝セロトニン）
ACE	angiotensin converting enzyme	アンギオテンシン変換酵素
ACS	acute coronary syndrome	急性冠症候群
ACTH	adrenocorticotropic hormone	副腎皮質刺激ホルモン
ADH	antidiuretic hormone	抗利尿ホルモン
ARB	angiotensin II receptor blocker	アンギオテンシン II 受容体拮抗薬
ATP	adenosine 5'-triphosphate	アデノシン三リン酸
AUC	area under the curve	血中濃度曲線下面積
BAL	British anti-Lewisite	バル（＝ジメルカプロール）
CABG	coronary artery bypass grafting	冠状動脈バイパス術
cAMP	cyclic adenosine 3', 5'-monophosphate	サイクリック AMP
CoA	coenzyme A	コエンザイム A
COX	cyclooxygenase	シクロオキシゲナーゼ
CTZ	chemoreceptor trigger zone	化学受容器引金帯
CYP	cytochrome P450	チトクローム P450
DIC	disseminated intravascular coagulation	播種性血管内凝固
DIV	drip intravenous injection	点滴静脈内注射
DMARDs	disease-modifying antirheumatic drugs	疾患修飾性抗リウマチ薬
DPI	dry powder inhaler	ドライパウダー式吸入器
DPP4	dipeptidyl peptidase 4	ジペプチジルペプチダーゼ 4
DSS	dextran sulfate sodium	デキストラン硫酸ナトリウム
ECL	enterochromaffin-like cell	腸クロム親和細胞様細胞，（＝エンテロクロマフィン様細胞）
ED_{50}	median effective dose	50％有効量
EPO	erythropoietin	エリスロポエチン
FSH	follicle-stimulating hormone	卵胞刺激ホルモン
GABA	γ-aminobutyric acid	γ-アミノ酪酸
G-CSF	granulocyte colony-stimulating factor	顆粒球コロニー刺激因子
GLP-1	glucagon-like peptide 1	グルカゴン様ペプチド 1
HBs	hepatitis B surface（antigen）	B 型肝炎ウイルス表面（抗原）
HDL	high-density lipoprotein	高比重リポタンパク質
HIV	human immunodeficiency virus	ヒト免疫不全ウイルス
HMG-CoA	3-hydroxy-3-methylglutaryl-CoA	3-ヒドロキシ-3-メチルグルタリル CoA
ID	intradermal injection	皮内注射
IFN	interferon	インターフェロン
IL	interleukin	インターロイキン
IM	intramuscular injection	筋肉内注射
IT	intrathecal injection	髄腔内注射

略語	用語(英)	用語(和)
IV	intravenous injection	静脈内注射
LD$_{50}$	median lethal dose	50%致死量
LDL	low-density lipoprotein	低比重リポタンパク質
LH	luteinizing hormone	黄体形成ホルモン
LT	leukotriene	ロイコトリエン
MBC	minimum bactericidal concentration	最小殺菌濃度
MDI	metered dose inhaler	定量吸入器
MIC	minimum inhibitory concentration	最小発育阻止濃度
MRSA	methicillin-resistant Staphylococcus aureus	メチシリン耐性黄色ブドウ球菌
MTD	maximum tolerated dose	最大耐用量
NK細胞	natural killer cell	ナチュラルキラー細胞
NLA	neuroleptanalgesia	神経遮断性無痛法
NO	nitric oxide	一酸化窒素
NSAIDs	nonsteroidal antiinflammatory drugs	非ステロイド性抗炎症薬
PaO$_2$	arterial oxygen pressure (tension)	動脈血酸素分圧
PBP	penicillin binding protein	ペニシリン結合タンパク質
PCI	percutaneous coronary intervention	経皮的冠状動脈インターベンション
PDE	phosphodiesterase	ホスホジエステラーゼ
PG	prostaglandin	プロスタグランジン
PO	per os	経口
PSA	prostate specific antigen	前立腺特異抗原
QOL	quality of life	クォリティ-オブ-ライフ(=生活の質)
RAA	renin-angiotensin-aldosterone	レニン-アンギオテンシン-アルドステロン系
SC	subcutaneous injection	皮下注射
SERM	selective estrogen receptor modulator	選択的エストロゲン受容体モジュレーター
SNRI	serotonin-noradrenaline reuptake inhibitor	セロトニン・ノルアドレナリン再取り込み阻害薬
SSRI	selective serotonin reuptake inhibitor	選択的セロトニン再取り込み阻害薬
SU	sulfonylurea	スルホニル尿素
TD50	median toxic dose	50%毒性量
TDM	therapeutic drug monitoring	治療薬物モニタリング
TIA	transient cerebral ischemic attack	一過性脳虚血発作
TNF-α	tumor necrosis factor-α	腫瘍壊死因子α
t-PA	tissue-type plasminogen activator	組織型プラスミノーゲンアクチベーター
TX	thromboxane	トロンボキサン
TXA$_2$	thromboxane A$_2$	トロンボキサン A$_2$
VLDL	very low-density lipoprotein	超低比重リポタンパク質
WHO	World Health Organization	世界保健機関

索引

数字・欧文・略語

Ⅰ型アレルギー反応	42
Ⅳ型アレルギー反応	42
5-HT₂受容体拮抗薬	88
5つの確認事項(5R)	2
50％致死量	11
50％毒性量	12
50％有効量	11
ABVD療法	85
ACE	74
ACE阻害薬	**75**, 79
ACTH	105
ADH	105
ARB	75
AUC	6
BAL	117
B細胞，膵臓の	102
B細胞，免疫系の	39
CGRP関連薬	47
CHOP療法	85
COX	44
CTZ	96
CYP	7
DAA	29
DIC	86
DIV	5
DMARDs	46
DPP4阻害薬	103
D-マンニトール	115
ED₅₀	11
EPO	85
GABA	60
GABA_A受容体	60
G-CSF	40, **85**
GLP-1受容体作動薬	103
H₁遮断薬	43
H₂遮断薬	43
HDL	83
HMG-CoA還元酵素阻害薬	84
IA	5
ID	5
IFN-γ	38
IgE抗体	42
IL-2	38
IM	5
IT	5
IV	5
LD₅₀	11
LDL	83
L-アスパラキナーゼ	85
L-カルボシステイン	94
L-ドパ	65
MBC	23
MIC	23
M受容体	51
NK細胞	38
NLA	59
NSAIDs	**45**, 88
N受容体	51
PBP	24
P-CAB	**95**, 96
PDEⅢ阻害薬	79
PDE阻害薬	88
PO	5
RAA系	74
RANKL	106
R-CHOP療法	85
SC	5
SERM	106
SNRI	64
SSRI	64
ST合剤	27
SU薬	103
T₁/₂	8
T₃	104
T₄	104
TD₅₀	12
TDM	8
Th2サイトカイン阻害薬	43
t-PA	87
α₁遮断薬	75, 100
α-グルコシダーゼ阻害薬	104
α遮断薬	53
α受容体	51
β₁受容体選択性遮断薬	54
β₂作動薬	93
βエンドルフィン	67
β遮断薬	**53**, 75
β受容体	51
βラクタマーゼ	24
βラクタマーゼ阻害薬	25
βラクタム環	24
βラクタム系抗菌薬	24
γ-アミノ酪酸	60

あ

アウグスベルガーの式	9
アカシジア	62
アカルボース	104
悪性症候群	63
悪性貧血	84
悪性リンパ腫	85
アクチノマイシンD	34
アザチオプリン	39
亜酸化窒素	59
アシクロビル	28, **29**, 112
アジドチミジン	29
亜硝酸アミル	117
亜硝酸ナトリウム	117
アズトレオナム	25
アスピリン	**45**, 88
アセタゾラミド	81
アセチルコリン	50, **54**
アセチルシステイン	**94**, 117
アセトアミノフェン	13, **45**
アセブトロール	54
アドレナリン	52, **88**, 115
アドレナリン作動性神経	50
アドレナリン作動薬	52
アドレナリン受容体	51
アトロピン	52, **55**, 59, 114, 116, 117
アナフィラキシー反応	42
アヘンアルカロイド	68
アマンタジン	28, 29, **65**
アミオダロン	13, **81**
アミトリプチリン	64
アミノフィリン	**93**, 115
アミン仮説	63
アムホテリシンB	22, **27**
アモキシシリン	**24**, 96
アリスキレン	74
アリルエストレノール	100
アルガトロバン	88
アルキル化薬	33
アルギン酸ナトリウム	88
アルテプラーゼ	114
アルドース還元酵素阻害薬	104
アルドステロン	74
アルファカルシドール	106
アルプロスタジル　アルファデクス	111
アルベンダゾール	98
アレルギー	42
アレルゲン	**42**, 92
アレンドロン酸ナトリウム水和物	106
アロプリノール	47
アンギオテンシンⅠ	74
アンギオテンシンⅡ	74
アンギオテンシンⅡ受容体拮抗薬	74
アンギオテンシン前駆体	74
アンギオテンシン変換酵素	74
安全域	12
アンピシリン	24
アンブロキソール	94

い

イオン型	7
イソニアジド	9, 13, 14, **27**
イソフルラン	59
イソプレナリン	**52**, 116
イソプロパノール	123
イソプロピルウノプロストン	113
一般用医薬品	2
遺伝子ワクチン	40
遺伝的多型	9
イプラグリフロジン	104
イプラトロピウム	93
イマチニブ	**34**, 35, 85
イミプラミン	9, **64**
イミペネム	25
医薬品医療機器等法	14
イリノテカン	**33**, 34, 35
医療用医薬品	2
陰イオン交換樹脂	84
インクレチン	103
インスリン	**102**, 115
インスリン抵抗性改善薬	103
インスリン分泌促進薬	103
陰性症状	62
インターフェロン	28, 29, **40**
インターフェロンα	34, **40**, 85
インターフェロンβ	40
インターフェロンγ	38, **40**
インターロイキン2	38, **40**
インドメタシン	**45**, 47, 88
インフリキシマブ	46

う

うつ病	63
ウロキナーゼ	87

え

液性免疫	39
エストラジオール	**98**, 105
エストリオール	98
エストロゲン製剤	105
エタネルセプト	46
エタンブトール	13, **27**
エチゾラム	61
エチドロン酸二ナトリウム	106
エチニルエストラジオール	99
エデト酸カルシウム二ナトリウム	117
エトスクシミド	66
エトポシド	**33**, 34, 35, 85
エパルレスタット	104
エフェドリン	52
エボロクマブ	84

エリスロポエチン	85
エリスロマイシン	8, **26**
エルカトニン	106
エルゴタミン	13
エレヌマブ	47
塩化アンモニウム	116
塩化ベンザルコニウム	122
塩化ベンゼトニウム	122
塩基性抗炎症薬	45
エンケファリン	67
塩酸アルキルジアミノエチルグリシン	122
延髄麻痺期	58
エンタカポン	65
エンベロープ	122
塩類下剤	97

お

黄体ホルモン	98
嘔吐中枢	96
オープン試験	15
オキシトシン	99
オザグレル	43
オセルタミビル	28, 29
オピオイド受容体	67
オピオイドペプチド	67
オフロキサシン	**27**, 112
オメプラゾール	9, **95**
オランザピン	63
オロパタジン	113
オンダンセトロン	97

か

化学受容器引金帯	96
化学療法	32
覚せい剤	14
拡張期血圧	74
獲得耐性	33
獲得免疫系	38
過酢酸	123
下垂体性性腺刺激ホルモン	104
ガス中毒	116
葛根	118
活性型ビタミンD_3製剤	106
活動電位	80
カテゴリーX	12
カプトプリル	75
芽胞	122
カリウムチャネル開口薬	78
カリウム保持性利尿薬	82
顆粒球コロニー刺激因子	40, **85**
ガルカネズマブ	47
カルシウム拮抗薬	76

カルシトニン製剤	106
カルバゾクロム	88
カルバマゼピン	7, **66**
カルメロースナトリウム	97
がん	32
緩下剤	97
ガンシクロビル	28, 29
がん性疼痛の徐痛ラダー	69
間接型，アドレナリン作動薬の	52
関節リウマチ	46
感染症	22
甘草	**118**, 119
漢方薬	118

き

気管支拡張薬	93
気管支喘息	92
基剤	110
キサンチン誘導体	93
キニジン	80
キノロン系抗菌薬	27
偽薬	15
逆性石けん	122
救急蘇生	114
吸収, 薬物の	7
急性骨髄性白血病	85
急性リンパ性白血病	85
吸入	6
吸入副腎皮質ステロイド薬	93
狭域スペクトル	23
狭域ペニシリン	24
強オピオイド鎮痛薬	69
凝血塊	86
凝固因子	86
競合性筋弛緩薬	55
凝固時間	86
狭心症	77
強心薬	78
局所麻酔薬	56
巨赤芽球性貧血	84
去痰薬	94
キラーT細胞	38
菌交代現象	13
金製剤	46
筋直接性筋弛緩薬	56
筋肉内注射	5

く

グアネチジン	52
クエン酸マグネシウム	97
苦味薬	96
グラニセトロン	97
クラブラン酸	25

クラリスロマイシン	96	
グリセリン	83, 115	
グリベンクラミド	28, **103**	
グルカゴン	**103**, 115	
グルタラール	123	
グルタルアルデヒド	123	
クロニジン	52	
クロミフェン	100	
クロム親和性細胞	96	
クロモグリク酸	43	
クロラムフェニコール	22, **26**	
クロルプロマジン	13, **62**	
クロルヘキシジン	122	
クロルマジノン	100	

け

経口血糖降下薬	103
経口投与	5
経口避妊薬	99
桂枝	118
形質細胞	39
ケイヒ	96
経皮投与	5
外科的麻酔期	58
劇薬	14
結合型	7
血小板	87
血栓	**86**, 87
血栓溶解薬	87
血中濃度曲線下面積	6
結膜嚢	111
解毒薬	117
ケトチフェン	113
ゲフィチニブ	**34**, 35
ケミカルメディエーター	**42**, 92
原因療法	2
ゲンタマイシン	**26**, 111

こ

抗D(Rho)ヒト免疫グロブリン	40
抗HBsヒト免疫グロブリン	28, 29, **40**
抗TNF-α製剤	46
抗アレルギー薬	**43**, 93
抗アンドロゲン薬	100
広域スペクトル	23
広域ペニシリン	24
抗ウイルス薬	28
交感神経	50
抗感染症薬	22
抗がん薬	32
抗凝固薬	86
抗菌スペクトル	23
高血圧	74

抗結核薬	27	
抗血小板薬	87	
抗原	38	
抗原提示細胞	38	
抗コリン作動薬	**55**, 93	
交差耐性	33	
抗真菌薬	27	
抗精神病薬	62	
向精神薬	14	
抗生物質，抗がん薬の	33	
酵素阻害	7	
酵素誘導	7	
抗てんかん薬	66	
抗毒素血清	**40**, 116	
高尿酸血症	46	
抗破傷風ヒト免疫グロブリン	40	
抗ヒスタミン薬	43	
抗不安薬	61	
高プロラクチン血症	63	
興奮期	58	
厚朴	118	
硬膜外麻酔	56	
抗リウマチ薬	46	
抗利尿ホルモン	105	
抗ロイコトリエン薬	43	
コカイン	52	
呼吸促進薬	94	
骨粗鬆症	105	
コデイン	**68**, 69, 93	
コリンエステラーゼ	54	
コリン作動性神経	50	
コリン作動薬	54	
コルチコトロピン	105	
コルヒチン	47	
コレスチラミン	84	
混合型	52	
コントローラー	92	

さ

柴胡	118
最小殺菌濃度	23
最小発育阻止濃度	23
最大耐用量	12
細胞周期特異的薬	32
細胞周期非特異的薬	32
細胞傷害性抗がん薬	32, **33**, 35
細胞傷害性T細胞	38
細胞性免疫	38
細胞毒性	32
催眠薬	60
サイロキシン	104
殺菌スペクトル	122
殺菌薬	23

作動薬	3
ザナミビル	28, **29**
坐薬	5
サラゾスルファピリジン	98
サルファ剤	27
サルブタモール	52, **93**
サルポグレラート	88
サルメテロール	93
酸化セルロース	88
酸化マグネシウム	97
三環系抗うつ薬	64
酸性抗炎症薬	45
散瞳薬	113

し

次亜塩素酸ナトリウム	123
ジアスターゼ	96
ジアゼパム	9, **59**, 61, 115
シアノコバラミン	107
時間依存性薬	**23**, 32
時間-血中濃度曲線	6
ジギタリス	8, **78**
ジギタリス中毒	79
ジギトキシン	78
子宮収縮薬	99
シクロオキシゲナーゼ	44
シクロスポリン	39
ジクロフェナク	112
シクロフェニル	100
シクロホスファミド	12, **34**, 35, 85
刺激性下剤	97
止血薬	88
ジゴキシン	78
脂質異常症	83
ジスキネジア	**63**, 65
ジストニア	62
シスプラチン	13, **34**, 35
自然耐性	33
自然免疫系	38
ジソピラミド	80
シタグリプチン	103
ジダノシン	28, **29**
シタラビン	**34**, 85
ジドブジン	28, **29**
ジノプロストン	99
市販後調査	15
ジヒドロコデイン	93
ジピベフリン	113
ジフェンヒドラミン	43
シプロフロキサシン	27
シメチジン	8, 11, 13, 43, **95**
ジメルカプロール	117
ジメンヒドリナート	43

ジモルホラミン	94
弱オピオイド鎮痛薬	69
弱毒生ワクチン	40
芍薬	118
遮断薬	3
収縮期血圧	74
重層法	110
主作用	2
受動免疫	40
受容体	3
証	118
消化性潰瘍	94
笑気	59
小柴胡湯	119
硝酸イソソルビド	77
硝酸薬	77
消失相	8
脂溶性ビタミン	106
消毒	122
消毒薬	122
消毒用エタノール	123
小児薬用量	9
静脈内注射	5
静脈麻酔薬	59
初回通過効果	4
食中毒	116
植物アルカロイド	33
処方せん医薬品	14
徐脈性不整脈	79
シラスタチン	25
自律神経系	**50**, 74
止痢薬	97
ジルチアゼム	**76**, 77
シルデナフィル	100
シロスタゾール	88
神経-筋接合部遮断薬	55
神経遮断性無痛法	59
神経節	50
神経伝達物質	**50**, 58
身体的依存	10
浸透圧利尿薬	83
心拍出量	74
心不全	78

す

髄腔内注射	5
水酸化マグネシウム	97
錐体外路症状	62
水中油型	110
睡眠周期	60
水溶性軟膏	110
水溶性ビタミン	107
スキサメトニウム	55

スクラルファート	95
スコポラミン	**55**, 59
スタチン類	84
ステロイド性抗炎症薬	45
ステロイド緑内障	112
ストレプトマイシン	25, **27**
スピロノラクトン	13, **83**
スマトリプタン	47
スリンダク	45
スルバクタム	25
スルピリド	62
スルファメトキサゾール	27
スルホニル尿素薬	103

せ

静菌薬	23
精神的依存	10
性腺刺激ホルモン	104
生体内利用率	5
制吐薬	96
生物学的製剤，関節リウマチ治療薬の	46
生物学的半減期	8
生物学的利用能	5
性ホルモン，抗がん薬の	34
性ホルモン拮抗薬，抗がん薬の	34
脊椎麻酔	56
舌下投与	5, 6
セツキシマブ	34
節後線維	50
節前線維	50
セファロチン	25
セフェピム	25
セフェム系抗菌薬	25
セフォチアム	25
セフタジジム	25
セボフルラン	59
ゼラチン	88
セラトロダスト	43
セロトニン・ノルアドレナリン再取り込み阻害薬	64
セロトニン作動性神経	62
線維素溶解系	87
全身麻酔	58
選択的β₁作動薬	79
選択的エストロゲン受容体モジュレーター	106
選択的抗トロンビン薬	88
選択的セロトニン再取り込み阻害薬	64
選択毒性	22
センナエキス	97
全般性発作	66

前負荷	77
センブリ	96
線溶系	87

そ

即時型アレルギー反応	42
組織移行性	23
組織型プラスミノーゲンアクチベーター	87
速効型インスリン分泌促進薬	103
ソマトロピン	104
ゾルミトリプタン	47
ゾルピデム	61

た

第1相試験	15
第2相試験	15
第3相試験	15
第4相試験	15
第1相反応	7
第2相反応	7
大黄	118
代謝，薬物の	7
代謝拮抗薬	33
対症療法	2
対数殺傷	33
体性神経系	50
ダイノルフィン	67
胎盤性性腺刺激ホルモン	104
大麻	14
第四級アンモニウム塩	122
ダウノルビシン	13, **35**, 85
ダカルバジン	85
タクロリムス	39
多剤併用療法	33
タダラフィル	100
脱分極性筋弛緩薬	55
ダビガトラン	87
タムスロシン	**53**, 100
タモキシフェン	34
炭酸水素ナトリウム	116
炭酸脱水酵素阻害薬	81
炭酸リチウム	64
単純塗布法	110
タンドスピロン	61
ダントロレン	56
タンパク質同化ホルモン	99

ち

チアジド系利尿薬	82
チアゾリジン誘導体	103
チアマゾール	104
チアラミド	45

チエナム	25	
チエノピリジン誘導体	88	
遅延型アレルギー反応	42	
チオペンタール	**59**, 115	
チオ硫酸ナトリウム	117	
チクロピジン	88	
治験	15	
チザニジン	56	
チトクローム P450	7	
チモロール	113	
注射投与	5	
中枢性筋弛緩薬	56	
長期管理薬	92	
直接型，アドレナリン作動薬の	52	
直接経口抗凝固薬	87	
直接作用型抗ウイルス薬	29	
直腸内投与	5, 6	
治療係数	12	
治療薬物モニタリング	8	
チロシンキナーゼ阻害薬	34	
鎮咳薬	93	
鎮痛補助薬	69	

つ

痛風	46
ツボクラリン	55

て

定型薬	62
低血糖発作	103
テオフィリン	8, 27, **93**
適応菌	23
デキサメタゾン	**45**, 112
デキストラン硫酸エステルナトリウムイオウ	84
デキストロメトルファン	94
テストステロン	98
デスモプレシン	105
テセロイキン	40
鉄欠乏性貧血	84
鉄剤	84
テトラコサクチド	105
テトラサイクリン系抗菌薬	26
デノスマブ	106
デフェロキサミン	117
テプレノン	96
デュタステリド	100
デラマニド	27
テリパラチド	106
点眼	111
てんかん発作	66
点滴静脈内注射	5, 6
添付文書	2

と

糖吸収阻害薬	104
統合失調症	62
洞調律	79
糖尿病	102
トウヒ	96
動脈内注射	5
投与経路	4
ドキサプラム	94
ドキシサイクリン	26
トキソイド	40
ドキソルビシン	13, **34**, 35, 85
特異的免疫抑制薬	39
毒薬	14
ドパミン	**52**, 114, 115, 116
ドパミン作動性神経	62
ドブタミン	52, **79**, 114, 115
トラスツズマブ	34
トラネキサム酸	88
トラフェルミン	111
トリアゾラム	60
トリアムテレン	83
トリヘキシフェニジル	65
トリメトプリム	22, **24**
トリヨードサイロニン	104
ドルゾラミド	113
トルバプタン	83
トレチノイン	85
トロピカミド	114
ドロペリドール	59
トロンビン	86
トロンボキサン A₂ 合成酵素拮抗薬	43
トロンボキサン類	44
ドンペリドン	96

な

ナイアシン	84, **107**
内服	5
ナチュラルキラー細胞	38
ナテグリニド	103
ナフトピジル	100
ナロキソン	**69**, 94, 117

に

ニコチン酸	84, **107**
ニコチン酸アミド	107
ニコチン受容体	51
ニコランジル	78
二重盲検法	15
ニトラゼパム	60
ニトログリセリン	**77**, 114

ニフェジピン	**76**, 77
ニプラジロール	54
ニボルマブ	35
日本薬局方	14
ニムスチン	34
ニューキノロン系抗菌薬	**27**, 116
乳剤性軟膏	110
乳酸リンゲル液	115, 117
ニューロン遮断薬	54
人参	118

ね

ネオスチグミン	52, **55**

の

濃度依存性薬	**23**, 32
能動免疫	40
ノルアドレナリン	50, 52, 88, 114, 116
ノルフロキサシン	27
ノンレム睡眠	60

は

パーキンソン症候群	62, **65**
パーキンソン病	65
バイオアベラビティ	5
排泄，薬物の	8
排卵誘発薬	100
白色ワセリン	110
白内障	114
パクリタキセル	34
バクロフェン	56
播種性血管内凝固症候群	86
バソプレシン	105
ハッカ	96
白血病	85
パパベリン	68
バランス麻酔	58
ハルナックの表	9
バルビツール酸系薬物	61
バルプロ酸	47, **66**
パロキセチン	61
ハロペリドール	13, **62**
バンコマイシン	26
パンテノール	108
パントテン酸	108

ひ

非イオン型	7
ピオグリタゾン	103
非オピオイド鎮痛薬	69
皮下注射	5
非競合性筋弛緩薬	55
ビグアナイド系薬物	103

項目	ページ
ヒスタミン	43
非ステロイド性抗炎症薬	**45**, 88
ビスホスホネート製剤	106
非脱分極性筋弛緩薬	55
ビタミンA	106
ビタミンB$_1$	107
ビタミンB$_{12}$	84, **107**
ビタミンB$_2$	107
ビタミンB$_6$	107
ビタミンC	108
ビタミンD	106
ビタミンE	106
ビタミンK	86, **107**
非定型薬	63
非特異的免疫抑制薬	39
ヒト成長ホルモン	104
ヒト免疫グロブリン製剤	40
ヒドロキシコバラミン	107
ヒドロクロロチアジド	76, **82**
ヒドロコルチゾン	45
皮内注射	5
ピペラシリン	24
非ホジキンリンパ腫	85
ヒマシ油	97
非麻薬性鎮咳薬	94
ピマリシン	112
表在性真菌症	111
ピラジナミド	27
ピランテルパモ酸塩	98
ピリドキサール	107
ピリドキサミン	107
ピリドキシン	107
ピレノキシン	114
ピレンゼピン	55
ピロカルピン	113
ビンクリスチン	**34**, **35**, 85
ピンドロール	53
ビンブラスチン	85

ふ

項目	ページ
ファモチジン	43, 59, **95**
フィトナジオン	88, **107**
フィブラート類	84
フィブリノーゲン	86
フィブリン	86
フィルグラスチム	40
フェニトイン	8, **66**, 115
フェノバルビタール	7, **66**
フェンタニル	59, **68**
不活化ワクチン	40
副交感神経	50
副作用	2
副腎皮質ステロイド外用薬	111

項目	ページ
副腎皮質ステロイド薬	**45**, 114
ブクラデシンナトリウム	111
ブシラミン	46
附子	118
ブスルファン	**34**, 35
不整脈	79
フタラール	123
フドステイン	94
ブピバカイン	56
ブホルミン	103
フラジオマイシン	111
プラジカンテル	98
プラセボ	15
プラゾシン	52, 53, **75**
プラバスタチン	84
プラミペキソール	65
プラリドキシム	117
プランルカスト	43
フルオロウラシル	**34**, 35
フルタミド	34
フルダラビン	85
フルフェナジン	62
フルマゼニル	**94**, 117
ブレオマイシン	13, **34**, **35**, 85
プレドニゾロン	34, **45**, 85, 93, 112
プロカインアミド	**80**, 114
プロゲステロン	98
プロスタグランジン製剤	**95**, 99
プロスタグランジン誘導体	88
フロセミド	13, 76, **82**, 114
プロドラッグ	7
プロトロンビン	86
プロトロンビン時間	87
プロトンポンプ阻害薬	95
プロピルチオウラシル	104
プロブコール	84
プロプラノロール	52, 53, **76**, 78, 81, 114
プロベネシド	11, **47**
プロポフォール	59
ブロモクリプチン	12, **65**
分子型	7
分子標的薬	35
分布, 薬物の	7
分布相	8

へ

項目	ページ
ベクロニウム	55
ベクロメタゾン	93
ベザフィブラート	84
ベタネコール	52, **54**
ベタメタゾン	112
ペチジン	59, **68**

項目	ページ
ペニシラミン	**46**, 117
ペニシリナーゼ抵抗性薬	24
ペニシリンG	24
ペニシリン結合タンパク質	24
ベバシズマブ	34
ヘパリン	86
ベバントロール	54
ペプシン	94
ベラパミル	**77**, 81, 114
ヘリコバクター・ピロリ	94, **96**
ヘルシンキ宣言	15
ヘルパーT細胞	38
片頭痛	47
ベンズブロマロン	47
ベンゾジアゼピン系薬物	**60**, 61
ペンタゾシン	59, **68**

ほ

項目	ページ
芳香薬	96
方剤	119
膨張性下剤	97
ボグリボース	104
ホジキン病	85
補充療法	2
ホスホジエステラーゼIII阻害薬	79
ホスホマイシン	116
補体系	38
発作治療薬	93
ボノプラザン	95
ポビドンヨード	123
ホミカ	96
ポリエチレングリコール	110
ボーン・ウイリアムズ分類	80

ま

項目	ページ
麻黄	**118**, 119
マクロライド系抗菌薬	**26**, 116
麻酔深度	58
麻酔前与薬	59
末梢血管抵抗	74
末梢神経系	50
麻薬	14
麻薬性鎮咳薬	93
麻薬性鎮痛薬	67
慢性骨髄性白血病	85
慢性リンパ性白血病	85
マンニトール	83

み

項目	ページ
ミアンセリン	64
ミコナゾール	8, 22, **28**
ミダゾラム	**59**, 67, 114
密封塗布法	110

ミノサイクリン	26	薬物動態学的相互作用	10	緑内障	113
ミルタザピン	64	薬力学的相互作用	10	リラグルチド	103
ミルリノン	79			リリーバー	92, **93**

む
ゆ
る

ムスカリン受容体	51	有害作用	2, **13**	臨床試験	15
無痛期	58	遊離型	7		
		油脂性軟膏	110	ループ利尿薬	82
		油中水型	110		

め
よ
れ

メサラジン	98	溶血性貧血	85	レジメン	33
メタンフェタミン	52	葉酸	84, **108**	レジパスビル・ソホスブビル配合剤	29
メチルドパ	54	陽性症状	62	レセルピン	52, **54**
メチルプレドニゾロン	93	四環系抗うつ薬	64	レチノールパルミチン酸エステル	107
滅菌	122			レニン	74
メディエーター遊離抑制薬	43			レニン-アンギオテンシン-アルドステロン系	74
メテノロン	99	ラニチジン	43, **95**	レノグラスチム	40
メトクロプラミド	96	ラベタロール	54	レバロルファン	69
メトトキサレート	12, **34**, 35, 46	ラモトリギン	66	レベチラセタム	66
メトプロロール	54	ラロキシフェン	106	レボチロキシン	104
メトホルミン	103	ランソプラゾール	95	レボドパ	65
メナテトレノン	107	卵胞ホルモン	98	レボノルゲストレル	99
メフェナム酸	45			レム睡眠	60
メモリーB細胞	39				
メルカプトプリン	**34**, 35, 85	リオチロニンナトリウム	104		
免疫系	38	リスペリドン	63	ロキサチジン	43
免疫増強薬	40	リツキシマブ	**34**, 85	ロキソプロフェン	45
免疫の記憶機構	39	リドカイン	8, **56**, 80, 114, 116	ログ殺傷	33
免疫抑制薬	39	リトナビル	28, **29**	ロサルタン	75
		利尿薬	**76**, 79	ロペラミド	97

も
モノクローナル抗体，抗がん薬の	34	リバーロキサバン	87	ロメリジン	47
モルヒネ	59, **68**, 69, 114, 116	リファンピシン	7, 22, **27**	ロラゼパム	61
		リマプロスト アルファデクス	88		
		硫酸プロタミン	86		

や
わ

薬剤耐性	**10**, 24, 33	硫酸マグネシウム	97	ワクチン	40
薬物依存	10	リュープロレリン	34	ワルファリン	11, **86**
薬物相互作用	10	両性混合ホルモン	99		
薬物中毒	116	両面界面活性剤	122		

看護学生のための
薬理学ワークブック
別冊解答

医学書院

I部　薬理学総論　p.2〜15

A──①原因療法　②補充療法　③対症療法　④病気予防　⑤医療用医薬品　⑥一般用医薬品　⑦添付文書　⑧主作用　⑨副作用　⑩有害作用　⑪狭い　⑫多剤併用患者

B──①標的　②作動薬　③遮断薬　④ステロイド　⑤細胞内　⑥細胞膜　⑦イオン　⑧逆らって　⑨結合　⑩酵素　⑪初回通過効果　⑫バイオアベラビリティ　⑬皮下　⑭静脈内　⑮点滴静脈内　⑯受けない　⑰門脈　⑱少なく　⑲小児　⑳静脈内注射　㉑舌下投与　㉒皮下注射　㉓経口投与　㉔時間―血中濃度曲線　㉕血中濃度曲線下面積

C──①脂溶性　②分子　③酸性　④アルカリ性　⑤血漿タンパク質　⑥結合型　⑦遊離型　⑧第1相　⑨第2相　⑩プロドラッグ　⑪チトクローム P450　⑫酵素誘導　⑬酵素阻害　⑭腎臓　⑮糸球体　⑯分布相　⑰消失相　⑱生物学的半減期　⑲治療薬物モニタリング

D──①血液脳関門　②体表面積　③アウグスベルガー　④低下　⑤強く　⑥遺伝的多型　⑦薬剤耐性　⑧減少　⑨低下　⑩P糖タンパク質　⑪薬物依存　⑫強い　⑬中等　⑭強い　⑮薬物相互作用　⑯薬物動態学的　⑰薬力学的

E──①50％有効量　②50％致死量　③治療係数　④50％毒性量　⑤最大耐用量　⑥胎盤　⑦器官形成　⑧血液脳関門　⑨糖尿病　⑩甲状腺機能亢進症　⑪母乳　⑫起立性　⑬低　⑭出血　⑮抗ヒスタミン　⑯抗精神病　⑰チアジド系　⑱テトラサイクリン　⑲アミノグリコシド　⑳蓄積　㉑腎機能　㉒菌交代　㉓萎縮　㉔抗原　㉕タンパク質

F──①医薬品医療機器等法　②日本薬局方　③黒　④白　⑤白　⑥鍵　⑦白　⑧赤　⑨赤　⑩処方せん医薬品　⑪処方せん　⑫麻薬及び向精神薬取締　⑬都道府県知事　⑭麻薬及び向精神薬取締　⑮覚せい剤取締　⑯大麻取締　⑰成人男子　⑱患者　⑲オープン　⑳二重盲検法　㉑ヘルシンキ宣言　㉒自由意思　㉓撤回　㉔プライバシー　㉕オープン試験　㉖二重盲検法　㉗プラセボ　㉘厚生労働省　㉙第4相試験

演習 ❶　看護師国家試験対策問題　p.16〜19

〔問題1〕　正解：2
　内服の大部分は腸管からの吸収作用を目的とするが，腸内殺菌薬，駆虫薬，塩類下剤などは腸管内にとどまって示す局所作用を利用する。

〔問題2〕　正解：3
　[1]カプセル薬は比較的容易に崩壊し，薬が溶出する。少量の水で飲むと食道粘膜に付着して溶解し，薬物によっては潰瘍の原因となるため，胃に達する十分な量の水で飲む。[2]皮内注射は，局所の組織と注入薬液の反応をみる場合に用いられ，注射部位のマッサージはしない。[4]坐薬は直腸粘膜に直接作用させたり，直腸粘膜から吸収させたりして全身的に作用させる。通常，冷蔵庫で保管し，挿入時は直接手で触れず，ガーゼを介して行う。挿入前に少しあたためるとすべりがよくなる。

〔問題3〕　正解：1
　皮内注射は，表皮と真皮の間に少量の薬液を注入する。吸収は緩慢であるため，少量の薬液が徐々に作用することになり，薬剤による生体の反応をみることができる。

〔問題4〕　正解：3
　ひとり暮らしの高齢者の服薬を高める方法としては，服薬カレンダーを作成したり，薬ケースに分包したり，食事のとき必ず薬を準備してもらうなどにより本人の注意を促すことがあげられる。

〔問題5〕　正解：4
　[1]坐薬（直腸内投与）は，薬物の吸収が比較的速い。[2]貼付薬は，血中濃度を一定に保つ必要のある薬剤の投与に有用である。[4]舌下錠は口腔粘膜から直接静脈に入り，肝臓を経由しない。

〔問題6〕　正解：3
　刺入部痛は薬剤が血管外の周囲の組織にもれていると考えられる。また，抗がん薬には血管外に漏出すると，細胞壊死をもたらすものがある。

〔問題7〕　正解：1
　服薬を可能とし，薬効に影響を及ぼさないような方法を選ぶ。糖水とは砂糖水のこと。

〔問題8〕　正解：4
　服薬指示で食間は食後2〜2.5時間，食前は30分〜1時間前，食後は直後〜30分をいう。

〔問題9〕　正解：1

〔問題10〕　正解：4
　シンナーやLSD，メタンフェタミンなどは精神依存性がみとめられるが身体依存性はない（ただし，シンナーとメタンフェタミンについては軽度の身体依存性はあるともいわれる）

〔問題11〕　正解：3

〔問題12〕　正解：2
　血清アルブミン量が加齢とともに低下してくると，血清アルブミン結合能の高い薬物の結合量が低下して，遊離型薬物濃度が増大する。そ

のため，有害作用もおこりやすくなる。また，高齢者では肝臓の薬物代謝の低下や腎臓の排泄能も低下している。低アルブミン血症では通常，薬物の吸収はかわらないとされている。

〔問題13〕　正解：3

腎機能の衰えは他の臓器より顕著であり，クレアチニンクリアランスは腎機能の指標となる。

〔問題14〕　正解：2

〔問題15〕　正解：4

［1］消化性潰瘍は非ステロイド性抗炎症薬の副作用，［2］徐脈はβ遮断薬の副作用，［3］不随意運動は抗パーキンソン薬のレボドパの長期投与によって生じる副作用である。［4］ベンゾジアゼピン系薬物は①抗不安作用，②催眠作用，③抗けいれん作用，④筋弛緩作用がある。ベンゾジアゼピン系催眠薬にとって筋弛緩作用は副作用となる。

〔問題16〕　正解：3

老化に伴い，体内の総水分量・細胞外液量・血液量の低下，肝機能・腎機能の低下，血中アルブミン濃度の低下がおこる。腎血流量の低下は薬物排泄の遅延，肝血流量の低下は薬物代謝能の低下をもたらすため，薬物の半減期は長くなる。また，体内の総水分量の減少によって，吸収された水溶性薬物の血中濃度は高くなる。血中アルブミン濃度の低下はタンパク結合率の高い薬物ではタンパク結合型が減少して薬効を示す遊離型が増加する。

〔問題17〕　正解：3

［1］劇薬の保管にあたっては鍵の規定はない。［2］毒物及び劇物取締法での毒物及び劇物は医薬品及び医薬部外品以外のもの（第2条）であり，別表で示されている。［4］麻薬の事故があったときは都道府県知事に届け出る。

〔問題18〕　正解：3

麻薬の管理は医師，歯科医師，獣医師，薬剤師で都道府県知事の免許を得たものが行う。麻薬注射薬の空アンプル，未使用のアンプルおよび残薬は廃棄しないで，麻薬管理者に返却する。アンプルの破損やアンプルカット後中止になった麻薬も同様にする。麻薬施用の免許を持つ医師は，処方せんを交付するときは，患者の氏名，住所，発行年月日，麻薬施用者名，免許証番号，業務所の名称，所在地を記載して押印をする。病棟で保管する麻薬施用記録などには，使用量と使用した看護師名を記入する施設が多い。

〔問題19〕　正解：3

0.2％液は5％液の25倍希釈液。よって5％液40 mLを精製水で希釈して1,000 mLにする。

〔問題20〕　正解：1

毒薬は黒地，白枠，白字で薬品名と毒と表示する。劇薬は白地，赤枠，赤字で薬品名と劇と表示する。

〔問題21〕　正解：2

500 mL/2時間＝500 mL/120分→約4 mL/分→約4×15滴/分

〔問題22〕　正解：4

生ワクチンは常温（15℃〜20℃）では保存しない。麻疹，風疹，おたふくかぜ，水痘の各ワクチンは遮光して5℃以下で保存，ポリオワクチンは−20℃以下に凍結保存，BCGワクチンは10℃以下で保存する。

1章　抗感染症薬　p.22〜29

A ─ ①感染症　②原核　③真核　④選択毒性　⑤コレステロール　⑥合成酵素　⑦30　⑧50　⑨抗菌スペクトル　⑩狭域　⑪広域　⑫最小発育阻止濃度　⑬最小殺菌濃度　⑭静菌薬　⑮殺菌薬　⑯時間依存性薬　⑰分割して　⑱濃度依存性薬　⑲分割せずに　⑳組織移行性　㉑呼吸器　㉒薬剤耐性

B ─ ①βラクタム環　②細胞壁　③アレルギー　④ペニシリンG　⑤球菌　⑥βラクタマーゼ　⑦ペニシリナーゼ抵抗性　⑧多剤耐性菌　⑨桿菌　⑩緑膿菌　⑪広く　⑫グラム陽性菌　⑬弱い　⑭ある　⑮血液脳関門　⑯イミペネム　⑰リボソーム　⑱タンパク質　⑲筋肉内　⑳βラクタム系　㉑ストレプトマイシン　㉒抗緑膿菌　㉓聴覚　㉔リボソーム　㉕タンパク質　㉖静菌　㉗クラミジア　㉘ミノサイクリン　㉙骨形成不全　㉚鉄　㉛リボソーム　㉜タンパク質　㉝静菌　㉞環　㉟エリスロマイシン　㊱肺炎　㊲肝機能障害　㊳細胞壁　㊴殺菌　㊵メチシリン耐性黄色ブドウ球菌　㊶聴力　㊷リボソーム　㊸静菌　㊹ニューキノロン　㊺DNAジャイレース　㊻殺菌　㊼広く　㊽葉酸　㊾静菌　㊿ST合剤

C ─ ①細胞壁　②RNA　③薬剤耐性菌　④イソニアジド　⑤エタンブトール　⑥細胞膜　⑦アナフィラキシー　⑧血糖降下　⑨ない　⑩逆転写　⑪合成　⑫逆転写　⑬核酸　⑭プロテアーゼ　⑮CD4　⑯インターフェロン　⑰アシクロビル

演習 ❷　看護師国家試験対策問題　p.30〜31

〔問題1〕　正解：3

［1］アムホテリシンBは真菌細胞膜のエルゴステロールと結合し，細胞膜機能を阻害する。

〔2〕テトラサイクリンは細菌のタンパク質合成を阻害する。葉酸の代謝と拮抗するものにサルファ剤がある。〔4〕マイトマイシンCは抗がん薬としてDNA複製を阻害する。

〔問題2〕 正解：1
〔1〕HIVはCD4陽性T細胞とマクロファージ系細胞に感染する。抗HIV薬の効果は，CD4陽性T細胞数の増加とHIVのRNA量の減少によって判定する。〔2〕HIV感染症の薬物療法は複数の抗HIV薬の併用が効果的である。抗HIV薬として，逆転写酵素（RNAからDNAを合成する酵素）を阻害するジドブジン・ジダノシンや，HIVのプロテアーゼを特異的に阻害するインジナビル・サキナビル・リトナビルがある。〔3〕HIV感染症の薬物療法はエイズの発症を待つことなく治療を開始する。〔4〕HIV抗体陽性者の妊婦に抗HIV薬を投与することによって，HIVの母子感染を防止し，母子感染率を低下させることができる。

〔問題3〕 正解：2
セフェム系抗菌薬の副作用として，アレルギー反応などの過敏反応があり注意する必要がある。また，アレルギー反応は薬物用量と相関しない。

〔問題4〕 正解：3
アミノグリコシド系抗生物質のストレプトマイシンの副作用に第8脳神経（内耳神経）障害（聴覚・平衡覚障害）がある。

〔問題5〕 正解：1
〔1〕多くの造影剤にはヨウ素が含まれているので，ヨウ素の過敏症について造影剤使用前に十分留意して必要な処置を講じておく。〔2〕第3世代のセフェム系抗菌薬のなかには髄膜炎の第一選択薬となっているものがある。〔3〕副腎皮質ステロイド薬の副作用に高血糖がある。

〔問題6〕 正解：2

2章 抗がん薬　p.32～35

A—①化学療法　②細胞周期　③細胞毒性　④細胞周期特異的薬　⑤細胞周期非特異的薬　⑥薬剤耐性　⑦自然耐性　⑧獲得耐性　⑨交差耐性　⑩ 10^9　⑪多剤併用療法

B—①アルキル化　②複製　③複製　④葉酸　⑤プリン　⑥フリーラジカル　⑦切断　⑧DNAトポイソメラーゼ　⑨紡錘体　⑩チロシンキナーゼ　⑪インターフェロンα　⑫分子標的　⑬シスプラチン

演習 ❸ 看護師国家試験対策問題　p.36～37

〔問題1〕 正解：1
〔2〕ダウノルビシン・ドキソルビシンは心筋障害をおこすので心電図の変化に注意する。間質性肺炎をもたらしやすい抗がん薬としてブレオマイシン，ブスルファンがある。〔3〕シスプラチンは吐きけ・嘔吐が強く，また腎機能障害をもたらしやすい。〔4〕ビンクリスチンは末梢神経炎をもたらしやすい。

〔問題2〕 正解：1
〔2〕与薬方法は経口，静注，点滴静注が多い。〔3〕副作用の強さは投与量とほぼ相関するが，腫瘍縮小効果と相関しない。抗がん薬の消化器に対する副作用として多くみとめられるものには，吐きけ・嘔吐，下痢などがある。

〔問題3〕 正解：3
〔1〕乳がんには抗エストロゲン薬，前立腺がんには抗アンドロゲン薬が有効である。〔2〕インターフェロン（α，β）はC型慢性活動性肝炎，腎がん，骨髄腫，慢性骨髄性白血病に対して有効である。〔3〕悪性リンパ腫の治療薬にはツルニチニチソウの植物アルカロイドであるビンクリスチンやマンダラゲ由来のエトポシドがある。〔4〕トラスツズマブは乳がん細胞表面抗原（HER_2）に対する抗体で，転移性乳がんに用いられる。非ホジキンリンパ腫には非ホジキンリンパ腫B細胞抗原（CD20）に対する抗体のリツキシマブなどが用いられる。

〔問題4〕 正解：1

〔問題5〕 正解：1
イリノテカンは植物アルカロイド製剤で，I型トポイソメラーゼ阻害によるDNA複製阻害薬。高度な下痢をおこしやすい。消化器がん，小細胞肺がん，乳がん，子宮頸がん，卵巣がんなどに使用される。シスプラチンは吐きけ・嘔吐，腎機能不全，聴力障害などの副作用がある。

〔問題6〕 正解：2
動脈支配領域にある腫瘍に薬物を濃厚に与えたいとき，動脈内に直接注射することがある。

〔問題7〕 正解：2
好中球は活発な運動能・食作用を持ち，生体防御に重要である。好中球減少症は抗がん薬治療中によくおこる。好塩基球は炎症反応と関係する。CRPは炎症のある場合に血中に見いだされる急性期タンパク質の1つである。肺炎球菌のC-多糖体と結合して沈降物をつくるので，C反応性タンパク質とよばれる。

〔問題8〕 正解：1
抗悪性腫瘍薬は吐きけ・嘔吐をおこしやすい

が，シスプラチンは最も強く出現する。

3章 免疫治療薬　p.38～40

A──①自己免疫　②日和見　③抑制　④増強　⑤自然免疫系　⑥食細胞　⑦オプソニン　⑧獲得免疫系　⑨リンパ　⑩抗原　⑪高い

B──①抗原提示　②ヘルパーT　③細胞傷害性ナチュラルキラー　④⑤細胞性免疫　⑥形質細胞　⑦液性免疫　⑧メモリーB細胞　⑨免疫の記憶

C──①拒絶反応　②特異的免疫抑制薬　③非特異的免疫抑制薬　④抗体　⑤受動免疫　⑥インターフェロン　⑦顆粒球コロニー刺激因子　⑧トキソイド　⑨抗原　⑩能動免疫

演習❹　看護師国家試験対策問題　p.41

〔問題1〕　正解：4
　麻疹，風疹，ジフテリアのワクチンはいずれも皮下注射される。

〔問題2〕　正解：2
　白血病減少症は通常，循環血液中の好中球減少が特徴である。顆粒球コロニー刺激因子は好中球の骨髄における産生を促す。エリスロポエチンは赤血球の産生を促す因子である。

〔問題3〕　正解：3
　ワクチンの接種は，生体に能動的に免疫状態を獲得させ，長期間にわたり病原体に対する抵抗力を保つ。抗体や抗血清の与薬は，生体に受動的に免疫状態を導入し，一時的かつ即時的な効果をもたらす。

〔問題4〕　正解：1
　インフルエンザワクチンは，人工的に増殖させたインフルエンザウイルスをホルマリンなどによって死滅させてつくる不活化ワクチンである。ワクチン投与によって，ウイルスに特異的な免疫状態を能動的に付加する。

4章 抗アレルギー薬・抗炎症薬　p.42～47

A──①過剰　②アレルゲン　③即時型アレルギー反応　④遅延型アレルギー反応　⑤IgE抗体　⑥アレルゲン　⑦ケミカルメディエーター　⑧アナフィラキシー　⑨T　⑩ヒスタミン　⑪肥満細胞　⑫気管支　⑬H₁遮断薬　⑭催眠　⑮ジフェンヒドラミン　⑯ジメンヒドリナート　⑰H₂遮断薬　⑱抑制　⑲シメチジン　⑳ほとんどない　㉑受容体　㉒ヘルパーT細胞　㉓抑制　㉔IgE抗体の産生

B──①プロスタグランジン　②ロイコトリエン　③トロンボキサン　④腫脹　⑤痛覚　⑥副腎皮質ステロイド　⑦NSAIDs　⑧収縮　⑨陣痛　⑩抑制　⑪促進　⑫レニン　⑬血小板凝集抑制　⑭血小板凝集促進　⑮アスピリン　⑯シクロオキシゲナーゼ　⑰インドメタシン　⑱やすい　⑲プロドラック　⑳胃腸　㉑出血　㉒チアラミド　㉓弱い　㉔弱い　㉕アセトアミノフェン　㉖糖質コルチコイド　㉗促進　㉘促進　㉙抑制　㉚抑制　㉛高血糖　㉜感染　㉝副腎機能

C──①自己免疫　②疾患修飾　③メトトレキサート　④エタネルセプト　⑤TNF-α　⑥腫瘍壊死因子　⑦尿酸　⑧高尿酸　⑨白血球　⑩急性発作　⑪慢性　⑫尿細管　⑬肝機能　⑭産生　⑮排泄　⑯セロトニン　⑰トリプタン　⑱バルプロ酸　⑲カルシウム

演習❺　看護師国家試験対策問題　p.48～49

〔問題1〕　正解：5
〔問題2〕　正解：4
　抗ヒスタミン薬（H₁遮断薬）には，抗アレルギー作用のほかに鎮静作用や催眠作用，制吐作用がある。

〔問題3〕　正解：4
　イブプロフェン・インドメタシン・アスピリンはともに酸性の非ステロイド性抗炎症薬（NSAIDs）である。

〔問題4〕　正解：3
　痛風発作は運動・飲酒・食べすぎなどで誘発される。発作時にはまず炎症および痛みを抑える抗炎症薬で治療し，発作が落ち着いてから1～2週間後に尿酸生成抑制薬で治療する。
　コルヒチンは痛風発作の短期予防薬であり，関節の違和感などの前兆が感じられる発作のごく初期にのみ有効である。長期間にわたる予防的投与は，血液障害・生殖器障害・脱毛などの重篤な副作用が生じる可能性があり，有用性は少ない。

〔問題5〕　正解：1
　副腎皮質ステロイド薬の副作用として精神症状（多幸症，うつ状態，不眠・興奮）がでることがある。このうちの多幸症は快適で充実した爽快気分と一見似ているが，これとは異質の感情で，多くは自発性欠如，落ち着きのなさ，衝動性の亢進などの意欲面の障害を伴う。
　副腎皮質ホルモンの生理的分泌に近い状態で投与するために，服薬量は朝か昼に多くする。突然の服薬中止は強い倦怠感，関節痛，吐きけ，頭痛，血圧低下などのステロイド離脱症候群を

発症するおそれがあるため禁忌である．消化性潰瘍などの副作用に対しては制酸剤や胃粘膜保護の抗潰瘍薬が併用される．

〔問題 6〕　正解：1
〔問題 7〕　正解：3
〔問題 8〕　正解：1
〔問題 9〕　正解：1
〔問題 10〕　正解：4

　副腎皮質ステロイド薬の副作用の1つに緑内障があり，眼内圧の定期検査が必要である．

5章　末梢での神経活動に作用する薬物　p.50～56

A──①体性神経系　②自律神経系　③神経節　④節前線維　⑤節後線維　⑥アセチルコリン　⑦ノルアドレナリン　⑧コリン作動性神経　⑨アドレナリン作動性神経　⑩神経終末　⑪小胞体　⑫シナプス間隙　⑬コリン

B──①ニコチン受容体　②ムスカリン受容体　③アドレナリン受容体　④促進　⑤抑制　⑥弛緩　⑦収縮　⑧弛緩　⑨収縮　⑩散大　⑪縮小　⑫分解酵素　⑬貯蔵　⑭再取り込み

C──①交感神経　②ノルアドレナリン　③エフェドリン　④収縮　⑤増加　⑥拡張　⑦昇圧　⑧拡張　⑨拡張　⑩高血圧　⑪排尿　⑫拡張　⑬弛緩　⑭増強　⑮低下　⑯亢進　⑰減少　⑱上昇　⑲プロプラノロール　⑳徐脈　㉑メトプロロール　㉒高血圧　㉓カルシウム拮抗　㉔ニトログリセリン　㉕狭心症　㉖上昇　㉗気管支喘息　㉘血糖低下　㉙ノルアドレナリン

D──①副交感　②拡張　③降下　④亢進　⑤縮小　⑥コリンエステラーゼ　⑦排尿障害　⑧重症筋無力症　⑨増加　⑩拡張　⑪散瞳　⑫抑制　⑬アトロピン　⑭乗り物酔い　⑮胃酸　⑯緑内障

E──①筋収縮　②競合性　③脱分極性　④ツボクラリン　⑤スキサメトニウム　⑥麻酔　⑦カルシウムイオン　⑧ダントロレン　⑨抑制　⑩バクロフェン　⑪ナトリウムチャネル　⑫速く　⑬脊椎　⑭硬膜外　⑮リドカイン

演習 ⑥ 看護師国家試験対策問題　p.57

〔問題 1〕　正解：4

［1］アトロピンは抗コリン作動性で，消化管の緊張を低下させる．

［2］エフェドリンはアドレナリン作動薬の1つで，アドレナリンよりも弱いが持続的な気管支拡張作用（β₂作用）があり，気管支喘息の予防と治療に使われる．

［3］アドレナリンの持つβ₁受容体刺激作用は，心臓の収縮力を増加させる．

［4］汗腺は，交感神経性コリン作動性神経支配を受けている．放出されたアセチルコリンは，汗腺にあるムスカリン受容体を刺激して汗腺活動を促進する．

［5］ネオスチグミンはアセチルコリンエステラーゼを阻害することによってコリン作動薬として作用し，腸管麻痺や重症筋無力症の治療に用いられる．

〔問題 2〕　正解：4

　β遮断薬は高度徐脈，気管支喘息，低血圧症，うっ血性心不全には禁忌である．

〔問題 3〕　正解：4

　抗コリン作動薬のアトロピンは瞳孔の散大，平滑筋の弛緩，唾液などの腺分泌を抑制する．また，眼圧を上昇させるため，緑内障には禁忌である．

〔問題 4〕　正解：3

［1］ドパミンはアドレナリン作動薬の1つであり，中枢のドパミン神経系の神経伝達物質でもある．［2］ドパミンはアセチルコリンやベタネコールなどのコリンエステル類ではなく，ノルアドレナリンやアドレナリンと同じカテコールアミンの1つである．［4］ドパミンは腎臓のドパミン受容体を介して腎血管を拡張させ，腎血流量を増加させる．

〔問題 5〕　正解：2

　イソプレナリン（アドレナリン作動薬）は心臓のβ受容体に作用し，心収縮力と心拍数をともに増加する．

6章　中枢神経系に作用する薬物　p.58～69

A──①シナプス　②神経伝達物質　③産生　④再取り込み

B──①意識　②鎮痛　③骨格　④筋弛緩　⑤バランス麻酔　⑥麻酔深度　⑦2　⑧外科の麻酔　⑨3　⑩無痛　⑪痛覚　⑫興奮　⑬意識　⑭興奮　⑮外科の麻酔　⑯抑制　⑰筋弛緩　⑱延髄麻痺期　⑲血圧　⑳呼吸　㉑イオンチャネル　㉒興奮　㉓抑制　㉔興奮　㉕麻酔前与薬　㉖不安　㉗眠け　㉘健忘　㉙抑制　㉚肺炎　㉛徐脈　㉜神経遮断性無痛法　㉝ドロペリドール　㉞フェンタニル　㉟亜酸化窒素　㊱セボフルラン　㊲イソフルラン　㊳笑気　㊴抑制　㊵低下　㊶弱く　㊷筋弛緩　㊸抑制　㊹低下　㊺低く　㊻速い　㊼麻酔深度　㊽導入　㊾鎮痛　㊿維持

C──①深い　②ノンレム睡眠　③浅い　④レム睡眠　⑤深く　⑥浅く　⑦深い　⑧睡眠周期　⑨深く　⑩浅く　⑪後　⑫γ-アミノ酪酸　⑬後　⑭低

下　⑮ベンゾジアゼピン系　⑯バルビツール酸系　⑰増強　⑱大脳辺縁　⑲抑制　⑳高い　㉑就眠　㉒熟眠　㉓弱い　㉔弱く　㉕筋弛緩　㉖上昇　㉗緑内障　㉘脳幹網様体　㉙少なく　㉚深い　㉛低い　㉜薬物代謝酵素　㉝強い　㉞強く　㉟大脳辺縁　㊱筋弛緩　㊲セロトニン作動性　㊳セロトニン　㊴抗うつ

D——①陽性　②陰性　③ドパミン　④セロトニン　⑤大脳辺縁系　⑥ドパミン　⑦セロトニン　⑧陽性　⑨陰性　⑩ドパミン　⑪大脳辺縁　⑫ドパミン作動性　⑬陽性　⑭パーキンソン　⑮ジストニア　⑯アカシジア　⑰錐体外路　⑱プロラクチン　⑲下垂体　⑳高プロラクチン　㉑セロトニン　㉒陽性　㉓セロトニン作動性　㉔陰性　㉕錐体外路　㉖高プロラクチン　㉗血糖値　㉘糖尿病　㉙α受容体　㉚抗コリン　㉛ジスキネジア　㉜悪性症候群

E——①反応性うつ病　②大うつ病　③内因性　④双極性障害　⑤反応性うつ病　⑥大うつ病　⑦双極性障害　⑧単極性躁病　⑨セロトニン　⑩アミン　⑪前　⑫遅効性　⑬過量服用　⑭三環　⑮抗コリン　⑯アトロピン　⑰上昇　⑱緑内障　⑲α遮断　⑳四環　㉑速効　㉒強い　㉓仮面うつ型　㉔アトロピン　㉕セロトニン　㉖前　㉗再取り込み　㉘吐きけ・嘔吐　㉙ノルアドレナリン　㉚前　㉛再取り込み　㉜三環系　㉝四環系　㉞SSRI　㉟モノアミン酸化酵素　㊱炭酸リチウム　㊲遅効

F——①ドパミン　②コリン　③大脳基底核　④パーキンソン症状　⑤パーキンソン症候群　⑥ドパミン　⑦コリン　⑧ドパミン　⑨血液脳関門　⑩上昇　⑪緑内障　⑫ジスキネジア　⑬ドパ脱炭酸酵素　⑭ドパミン　⑮高プロラクチン　⑯ドパミン　⑰抗コリン

G——①けいれん　②てんかん発作　③ニューロン　④部分発作　⑤全般性発作　⑥抑制　⑦GABA　⑧促進　⑨ナトリウムチャネル　⑩GABA　⑪欠神発作　⑫ナトリウムチャネル　⑬GABA　⑭欠神発作　⑮カルシウムチャネル　⑯複雑部分発作　⑰ナトリウムチャネル　⑱催奇形性

H——①鎮痛　②強い　③多幸感　④依存性　⑤麻薬及び向精神薬取締法　⑥一次ニューロン　⑦二次ニューロン　⑧三次ニューロン　⑨強く　⑩中枢　⑪情動　⑫オピオイドペプチド　⑬オピオイド　⑭μ　⑮κ　⑯δ　⑰ケシ　⑱モルヒネ　⑲鎮痛　⑳胸痛　㉑呼吸困難　㉒疼痛　㉓呼吸抑制　㉔依存性　㉕依存性　㉖呼吸抑制　㉗鎮咳薬　㉘1/100　㉙平滑筋弛緩　㉚気管支喘息　㉛縮瞳　㉜麻酔前与薬　㉝弱い　㉞オピオイド　㉟呼吸抑制　㊱ない　㊲分娩時　㊳弱い　㊴がん性疼痛　㊵経口投与　㊶時刻　㊷強さ　㊸量　㊹モルヒネ　㊺強オピオイド　㊻ナロキソン

演習 ❼ 看護師国家試験対策問題　p.70～72

〔問題1〕　正解：2

〔問題2〕　正解：1

[1]副作用に眠け，ふらつき，めまいがある。[2]便秘は抗精神病薬や抗うつ薬服用中の患者でよくおこる副作用である。[3]アカシジアは静座不能ともいわれ，抗精神病薬による急性の錐体外路症状である。[4]遅発性ジスキネジアは不随意運動をおもな症状とし，抗精神病薬を長期に服用している患者にみられる。

〔問題3〕　正解：2

便秘は服用開始直後にはあまり生じない。

〔問題4〕　正解：2

[1]起立性低血圧は，末梢血管でのα受容体遮断作用による。[2]アカシジアは錐体外路症状である。[3]女性化乳房は下垂体路の遮断による症状である。

〔問題5〕　正解：3

クロルプロマジンの長期服用による副作用として，抗コリン作用に基づく腸管麻痺がある。

〔問題6〕　正解：2

非定型抗精神病薬のオランザピンは，副作用として高血糖，さらには糖尿病性ケトアシドーシスや糖尿病性昏睡をおこし，致命的な経過をたどることがある。したがって，糖尿病や糖尿病の既往歴のある患者への投与は禁忌である。

〔問題7〕　正解：3

悪性症候群の主要症状に，高熱や，筋硬直，意識障害などがある。

〔問題8〕　正解：2

三環系抗うつ薬（イミプラミン・アミトリプチリン）は，副作用の抗コリン作用によって，口渇や尿閉，便秘，頻脈をもたらす。また，散瞳などの視力調節障害をもたらすこともあるため，緑内障には禁忌である。また，過量の投与は，精神錯乱や低血圧，立ちくらみ，不整脈をきたす。

〔問題9〕　正解：2

三環系抗うつ薬の副作用として，尿閉が考えられる。そのため，膀胱部（恥骨上縁部）を触診し，その後，一日の水分の摂取状況を確認する。

〔問題10〕　正解：2

SSRIの副作用に吐きけ・嘔吐がある。

〔問題11〕　正解：3

〔問題 12〕 正解：1，4

抗コリン薬の副作用の１つに尿閉がある。残尿量は腹部エコー検査によって求めることができる。腹部エコー検査では，①排尿直後に仰臥位で行う，②横断面で膀胱の長径を測定し，縦断面で短径と前後径をそれぞれ測定する，③残尿量は「長径×短径×前後径÷2」で推定する。

〔問題 13〕 正解：2

〔問題 14〕 正解：3

がん性疼痛治療(WHO 方式)では，まず非オピオイド鎮痛薬が試みられる。副腎皮質ステロイド薬は，疼痛よりも末期がんの不定愁訴に対して用いられる。

〔問題 15〕 正解：2

[2] モルヒネ塩酸塩の水溶液を内服すると，およそ 10 分で吸収されはじめ，30 分程度で最高血中濃度に達する。

[3] ペンタゾシンをモルヒネの鎮痛作用の減弱時に投与すると，退薬症状を引きおこす可能性がある。

[4] モルヒネ硫酸塩の徐放錠は，吸収開始までおよそ 1～1.5 時間かかり，約 3 時間後に最高血中濃度に達する。したがって急を要する場合には適しない。

7 章 循環器系作用薬 p.74～88

A――①最高 ②収縮期血圧 ③最低 ④拡張期血圧 ⑤ 140 ⑥ 90 ⑦増大 ⑧心肥大 ⑨線維化 ⑩厚く ⑪低下 ⑫一過性脳虚血 ⑬心拍出量 ⑭末梢血管抵抗 ⑮血管平滑 ⑯自律神経 ⑰レニン-アンギオテンシン-アルドステロン系 ⑱アンギオテンシン変換酵素 ⑲アンギオテンシンⅡ受容体拮抗薬 ⑳カルシウム ㉑アンギオテンシン ㉒レニン ㉓アンギオテンシンⅠ ㉔アンギオテンシン変換酵素 ㉕アンギオテンシンⅡ ㉖アルドステロン ㉗交感神経 ㉘アンギオテンシンⅠ ㉙アンギオテンシン変換酵素 ㉚アンギオテンシンⅡ ㉛アルドステロン ㉜尿細管 ㉝増加 ㉞アンギオテンシンⅡ ㉟空咳 ㊱血管 ㊲交感 ㊳収縮 ㊴拡張 ㊵末梢血管抵抗 ㊶起立性低血圧 ㊷心臓 ㊸増加 ㊹抑制 ㊺心拍出量 ㊻傍糸球体 ㊼レニン ㊽アンギオテンシンⅡ ㊾気管支 ㊿気管支喘息 (51)グリコーゲン (52)上昇 (53)血糖降下 (54)低血糖 (55)内 (56)カルシウムチャネル (57)内 (58)拡張 (59)抑制 (60)拡張 (61)拡張 (62)抑制 (63)循環血液量 (64)末梢血管抵抗 (65)カリウム (66)増やす

B――①冠状動脈 ②心筋 ③酸素 ④上 ⑤胸痛 ⑥動脈硬化 ⑦労作性狭心症 ⑧冠れん縮性狭心症 ⑨血栓 ⑩不安定狭心症 ⑪増やす ⑫減らす ⑬硝酸 ⑭カルシウム ⑮ニトログリセリン ⑯一酸化窒素 ⑰弛緩 ⑱拡張 ⑲前負荷 ⑳後負荷 ㉑拡張 ㉒増える ㉓舌下 ㉔肝 ㉕初回通過効果 ㉖早い ㉗増加 ㉘β遮断 ㉙カルシウム ㉚収縮 ㉛流入 ㉜冠状動脈 ㉝冠れん縮性 ㉞抑制 ㉟ブロック ㊱心拍数 ㊲抑制 ㊳予防的 ㊴カリウム ㊵カルシウム ㊶硝酸 ㊷拡張

C――①ポンプ ②うっ血 ③うっ血性心不全 ④左 ⑤体 ⑥肺 ⑦右 ⑧肺 ⑨体 ⑩浮腫 ⑪両心不全 ⑫強心 ⑬ジギタリス ⑭ジゴキシン ⑮心拍出量 ⑯低下 ⑰徐 ⑱上室性 ⑲ナトリウム ⑳カルシウム ㉑半減期 ㉒狭く ㉓血中濃度 ㉔不整脈 ㉕期外収縮 ㉖房室ブロック ㉗黄視 ㉘急性 ㉙サイクリック AMP ㉚プロテインキナーゼ A ㉛カルシウム ㉜慢性 ㉝浮腫 ㉞アンギオテンシンⅡ ㉟アルドステロン ㊱ナトリウム

D――①刺激伝導系 ②洞房結節 ③房室結節 ④ヒス束 ⑤洞調律 ⑥徐脈性不整脈 ⑦頻脈性不整脈 ⑧洞不全症候群 ⑨房室ブロック ⑩脚ブロック ⑪抗コリン作動 ⑫インパルス ⑬自動能 ⑭副伝導路 ⑮リエントリ ⑯膜電位 ⑰活動電位 ⑱抑制 ⑲ナトリウム ⑳脱分極 ㉑ナトリウム ㉒再分極 ㉓カルシウム ㉔カリウム ㉕プラトー ㉖カルシウム ㉗カリウム ㉘静止 ㉙活動電位 ㉚ボーン-ウイリアムズ ㉛刺激伝達系 ㉜ナトリウム ㉝不応期 ㉞洞房結節 ㉟心室 ㊱上室性 ㊲心室性 ㊳全身性エリテマトーデス ㊴β受容体 ㊵交感 ㊶心ブロック ㊷カリウム ㊸不応期 ㊹頻脈性 ㊺間質性 ㊻カルシウム ㊼上室性

E――①水 ②ナトリウム ③浮腫 ④血圧降下 ⑤糸球体 ⑥尿細管 ⑦ヘンレループ ⑧ナトリウム ⑨水 ⑩塩化物 ⑪ナトリウム ⑫重炭酸 ⑬炭酸脱水酵素 ⑭カリウム ⑮アルドステロン ⑯炭酸脱水酵素 ⑰近位尿細管 ⑱ナトリウム ⑲弱い ⑳重炭酸イオン ㉑抑制 ㉒緑内障 ㉓ループ利尿薬 ㉔ヘンレループ上行脚 ㉕共 ㉖短く ㉗強い ㉘浮腫 ㉙耳 ㉚チアジド系利尿薬 ㉛遠位尿細管 ㉜共 ㉝長く ㉞おだやかな ㉟浮腫 ㊱カルシウム ㊲結石 ㊳カリウム保持性利尿薬 ㊴ナトリウム ㊵カリウム ㊶チアジド系 ㊷ナトリウム ㊸アルドステロン ㊹点滴静注 ㊺されない ㊻浸透圧 ㊼管腔内

F――①コレステロール ②リポタンパク質 ③低比重リポタンパク質 ④超低比重リポタンパク質

⑤脂質異常症 ⑥LDLコレステロール ⑦HDLコレステロール ⑧動脈硬化 ⑨スタチン ⑩コレステロール ⑪横紋筋融解 ⑫トリグリセリド ⑬横紋筋融解 ⑭スタチン ⑮ワルファリン ⑯コレステロール ⑰胆汁酸 ⑱腸管 ⑲服薬率 ⑳分解 ㉑遊離脂肪酸

G——①ヘモグロビン ②鉄剤 ③テトラサイクリン ④ B_{12} ⑤葉酸 ⑥DNA ⑦細胞分裂 ⑧巨赤芽球 ⑨赤血球 ⑩短く ⑪副腎皮質ステロイド薬 ⑫赤血球 ⑬促進 ⑭自家輸血 ⑮上昇 ⑯顆粒球 ⑰促進 ⑱好中球 ⑲抗がん ⑳白血病 ㉑骨髄性 ㉒多剤併用 ㉓骨髄移植 ㉔分子標的 ㉕フルダラビン ㉖ホジキン病 ㉗凝固因子 ㉘フィブリン ㉙血栓 ㉚プロトロンビン ㉛トロンビン ㉜フィブリノーゲン ㉝凝血塊 ㉞プロトロンビン ㉟トロンビン ㊱フィブリノーゲン ㊲フィブリン ㊳多糖 ㊴凝固因子 ㊵トロンビン ㊶抑制 ㊷されない ㊸短い ㊹凝固時間 ㊺出血 ㊻抗凝固作用 ㊼硫酸プロタミン ㊽播種性血管内凝固症候群 ㊾血小板 ㊿ビタミンK (51)延長 (52)経口 (53)プロトロンビン時間 (54)減少 (55)ビタミンK (56)アルブミン (57)非ステロイド性抗炎症 (58)増強 (59)納豆 (60)小さく (61)血栓 (62)線維素溶解系 (63)プラスミノーゲン (64)プラスミン (65)特異的 (66)プラスミノーゲン (67)プラスミン (68)特異性 (69)血小板 (70)トロンボキサン A_2 (71)促進 (72)サイクリックAMP (73)促進 (74)ホスホジエステラーゼ (75)拡張 (76)拡張 (77)抗トロンビン (78)脳血栓 (79)セロトニン (80)収縮 (81)収縮 (82)抑制 (83)収縮 (84)抑制 (85)抗プラスミン (86)線溶系 (87)ビタミンK (88)ワルファリン

演習 8 看護師国家試験対策問題 p.89～91

〔問題 1〕 正解：1
β遮断薬による心収縮力と心拍数の抑制は降圧効果をもたらすが，過剰な徐脈に注意する。

〔問題 2〕 正解：1
アンギオテンシン変換酵素阻害薬は，非昇圧物質のアンギオテンシンⅠを昇圧物質のアンギオテンシンⅡに変換する酵素を阻害する。

〔問題 3〕 正解：2
①初回通過効果を逃れる，②すみやかに効果が発現する，という2つの目的から，舌下投与が行われる。

〔問題 4〕 正解：3
ニトログリセリンは血管を拡張させることによって，降圧作用を示す。

〔問題 5〕 正解：3
ニトログリセリンの有害作用に起立性低血圧があるため，注意を促す。

〔問題 6〕 正解：2
ジギタリスは強心作用・利尿作用を持つ。

〔問題 7〕 正解：3
ジギタリスのおもな副作用には，不整脈があるため注意する。

〔問題 8〕 正解：1
ループ利尿薬やチアジド系利尿薬は低カリウム血症をもたらしやすい。血清カリウム値の低下はジギタリスの作用を増強させ，ジギタリス中毒がおこりやすくなる。

〔問題 9〕 正解：1
悪性貧血は，内因子の欠如によるビタミン B_{12} の吸収不良が原因である。溶血性貧血の治療では，血球を破壊する細胞(脾臓の細網内皮系の細胞)を減らす目的から脾臓摘出も適応となる。

〔問題 10〕 正解：2
白血球減少症には，顆粒球コロニー刺激因子(G-CSF)が用いられる。

〔問題 11〕 正解：2
ビタミンKはワルファリンの効果に拮抗する。納豆にはビタミンKが多く含まれる。

〔問題 12〕 正解：1
アスピリンはトロンボキサン A_2(TXA_2)の産生を抑制し，血小板の凝集を阻害する

〔問題 13〕 正解：3
血漿のプラスミノゲンは，血栓溶解薬としても用いられる組織プラスミノゲン活性化因子(t-PA)によって切断され，プラスミンとなる。血栓(フィブリン塊)はプラスミンによって分解・除去される。

〔問題 14〕 正解：1
ウロキナーゼは血栓溶解薬として使用される。DICにはヘパリンが使用される。

〔問題 15〕 正解：4
チアジド系利尿薬の副作用には高尿酸血症があり，痛風患者には適当でない。イソプレナリン(イソプロテレノール)はβ受容体作動薬であり，徐脈性不整脈に用いられる。

8章 呼吸器系・消化器系・生殖器系に作用する薬物 p.92～100

A——①粘膜 ②平滑筋 ③アレルギー ④収縮 ⑤浮腫 ⑥喘鳴 ⑦アレルゲン ⑧炎症 ⑨過敏性 ⑩アレルゲン ⑪収縮 ⑫炎症 ⑬コントローラー ⑭リリーバー ⑮予防 ⑯ケミカルメディエーター ⑰IgE抗体 ⑱吸入 ⑲長

時間　⑳けいれん　㉑内服　㉒短時間　㉓弛緩　㉔弛緩　㉕拡張　㉖発作治療　㉗長期管理　㉘弛緩　㉙ケミカルメディエーター　㉚長期管理　㉛発作治療　㉜収縮　㉝アセチルコリン　㉞拡張　㉟長期管理　㊱サイトカイン　㊲気道　㊳長期管理　㊴発作治療　㊵うがい　㊶長期管理　㊷咳中枢　㊸分泌腺　㊹高め　㊺収縮　㊻弱い　㊼湿性　㊽粘着性　㊾糖タンパク質　㊿肺サーファクタント　㉛呼吸中枢　㉜呼吸抑制　㉝呼吸中枢　㊾昇圧　㉟けいれん　㊱ベンゾジアゼピン系　㊲麻薬性鎮痛薬

B──①塩酸　②ペプシン　③消化　④防御機構　⑤ヘリコバクター・ピロリ　⑥H₂　⑦カリウム　⑧水素　⑨プロトンポンプ　⑩プロトンポンプ　⑪カリウム　⑫水素　⑬胃酸　⑭ヒスタミン　⑮H₂　⑯プロトンポンプ　⑰胃酸　⑱チトクロームP450　⑲アルミニウム　⑳タンパク質　㉑胃酸分泌抑制　㉒アルミニウム　㉓血流　㉔粘液　㉕子宮収縮　㉖糖タンパク質　㉗ヘリコバクター・ピロリ　㉘胃がん　㉙ペニシリン系　㉚マクロライド系　㉛プロトンポンプ阻害　㉜下痢　㉝運動　㉞唾液　㉟アセチルコリン　㊱ドパミン　㊲嘔吐中枢　㊳セロトニン　㊴拮抗的　㊵抗ドパミン薬　㊶前庭神経　㊷抗ヒスタミン　㊸抗コリン　㊹鎮静　㊺化学受容器引金帯　㊻ドパミン　㊼セロトニン　㊽血液脳関門　㊾消化管　㊿クロム親和性　㉛セロトニン　㉜抗ヒスタミン　㉝抗ドパミン　㊾セロトニン　㉟嘔吐中枢　㊱セロトニン　㊲クロム親和性　㊳セロトニン受容体　㊴腸管　㊵水分　㊶増やし　㊷塩類　㊸浸透圧　㊹膨張性　㊺小腸　㊻大腸　㊼腸管運動　㊽非麻薬性　㊾腸管運動　㊿大腸　㉛腸内細菌　㉜5-アミノサリチル酸　㉝抗炎症　㉞線虫　㉟包虫　㊱汎血球減少症

C──①エストロゲン　②更年期　③エストロゲン　④血糖降下薬　⑤インスリン　⑥子宮内膜　⑦子宮内膜がん　⑧黄体ホルモン　⑨プロゲステロン　⑩初期　⑪アンドロゲン　⑫乳がん　⑬精巣　⑭アンドロゲン　⑮卵胞　⑯更年期　⑰月経　⑱しわがれ　⑲男性ホルモン　⑳男性化　㉑アンドロゲン　㉒思春　㉓骨端　㉔下垂体後葉　㉕子宮収縮　㉖分娩　㉗陣痛　㉘感受性　㉙陣痛　㉚分娩　㉛オキシトシン　㉜月経周期　㉝卵胞ホルモン　㉞黄体ホルモン　㉟排卵　㊱着床　㊲精子通過　㊳乳　㊴子宮　㊵下垂体前葉　㊶ゴナドトロピン　㊷多胎妊娠　㊸卵巣　㊹血管拡張　㊺硝酸　㊻血圧　㊼低　㊽尿道　㊾前立腺がん　㊿前立腺特異抗原　㉛弛緩　㉜1～2　㉝テストステロン　㊾4～8

演習 ❾　看護師国家試験対策問題　　p.101

〔問題1〕　正解：1
　テオフィリンはキサンチン誘導体の1つで，気管支平滑筋の弛緩作用，および肥満細胞からのケミカルメディエーター遊離の抑制作用を持つ。血中濃度を維持するため徐放剤が用いられる。

〔問題2〕　正解：2
　[1] 吸入副腎皮質ステロイド薬は，薬物の血中濃度がある程度まで上昇しないと，薬効があらわれないため，発作がおこってから吸引しても，すぐに効果はない。
　[3] 吸入副腎皮質ステロイド薬は喘息の完全寛解と症状悪化の予防が目的の長期管理薬であるため，安易に使用を中断してはならない。
　[4] 吸入副腎皮質ステロイド薬の副作用に，興奮による不眠がある。そのほかに，しわがれ声や口腔，咽頭粘膜のカンジダ症による白苔などがあるため，吸入後のうがいを励行する。

〔問題3〕　正解：1
　胃潰瘍の治療では，①胃酸分泌の減少，②胃粘膜の防御機構の改善，③ヘリコバクター・ピロリの除菌が行われる。ヒスタミンH₂受容体遮断薬は，胃壁細胞のH₂受容体を遮断して，ヒスタミンによる胃酸の分泌促進を抑制する。

〔問題4〕　正解：3
　消化性潰瘍の原因の1つとして，ヘリコバクター・ピロリの感染があるため，抗菌薬によるヘリコバクター・ピロリ除菌を含んだ多剤併用療法が行われる。また，除菌療法は潰瘍の再発予防にも効果的である。

〔問題5〕　正解：3
　勃起不全治療薬（シルデナフィル）は，陰茎海綿体の血管を拡張させて治療効果をもたらす。この血管拡張作用のため，狭心症治療薬の硝酸薬や各種血圧低下薬との併用は，過度に血圧を低下させる危険性があり併用は禁忌である。

9章　物質代謝に作用する薬物　　p.102～108

A──①インスリン　②高血糖　③血管　④膵　⑤B細胞　⑥感受性　⑦食事　⑧経口血糖降下　⑨B　⑩スルホニル尿素　⑪チアゾリジン　⑫α-グルコシダーゼ　⑬ビグアナイド系　⑭経口　⑮皮下注射　⑯自己注射　⑰糖尿病性昏睡　⑱静脈内点滴　⑲低血糖発作　⑳砂糖水　㉑グルカゴン　㉒スルホニル尿素薬　㉓速効型インスリン分泌促進　㉔短　㉕直前　㉖インクレチン　㉗GLP-1受容体　㉘DPP4　㉙ビグアナイド

系　㉚糖新生　㉛グルコース　㉜乳酸アシドーシス　㉝チアゾリジン　㉞グルコース　㉟α-グルコシダーゼ　㊱グルコース　㊲アルドース還元酵素　㊳ソルビトール　㊴サイロキシン　㊵トリヨードサイロニン　㊶しわがれ　㊷成長　㊸眼球　㊹促進　㊺頻脈　㊻長い　㊼短い　㊽早い　㊾合成　㊿下垂体性低身長症　㉛下垂体性性腺刺激ホルモン　㉜胎盤性(絨毛性)性腺刺激ホルモン　㉝副腎機能検査　㉞亜鉛　㉟バソプレシン　㊱抗利尿ホルモン　㊲下垂体性尿崩　㊳抗利尿　㊴破骨　㊵骨芽　㊶骨粗鬆症　㊷カルシウム　㊸骨芽　㊹破骨　㊺カルシウム　㊻閉経　㊼子宮内膜がん　㊽プロゲステロン　㊾カルシウム　㊿活性型ビタミンD　㉛破骨　㉜低カルシウム　㉝キレート　㉞粘膜　㉟破骨　㊱低カルシウム　㊲エストロゲン　㊳細胞核内　㊴弱い

B──①補酵素　②生合成　③妊娠　④脂溶性　⑤水溶性　⑥ロドプシン　⑦夜盲症　⑧角化　⑨紫外線　⑩骨粗鬆症　⑪過酸化　⑫食品　⑬プロトロンビン　⑭ワルファリン　⑮腸内細菌　⑯抗菌薬　⑰母乳　⑱乳酸性アシドーシス　⑲心不全　⑳チトクローム系　㉑酸化　㉒アミノ酸　㉓イソニアジド　㉔シュウ酸　㉕酸化還元　㉖ニコチン酸　㉗拡張　㉘DNA　㉙胃　㉚貧血　㉛内因子　㉜注射　㉝ピリミジン　㉞貧血　㉟神経管閉鎖　㊱無脳　㊲コエンザイムA　㊳コラーゲン　㊴感染　㊵腎結石

演習 ⑩ 看護師国家試験対策問題　p.109

〔問題1〕　正解：2
　インスリンの力価は，質量ではなく生物学的力価(単位，U)であらわされる。

〔問題2〕　正解：2
　インスリンは消化液で分解されるため経口投与はできず，皮下注射で投与される。患者が自己注射するための注射器には，カートリッジ交換式や使い捨てのペン型などのものが工夫されている。

〔問題3〕　正解：4
　1型糖尿病は，膵臓のB細胞が破壊されてインスリン分泌能が失われることによってもたらされる糖尿病であり，治療にはインスリンが不可欠である。自己免疫疾患などによるものと特発性のものがあり，2型とは異なって肥満の既往は少ない。日本人においては糖尿病の約5％を占める。

〔問題4〕　正解：1
　〔1〕エストロゲン製剤は，単剤で用いると子宮内膜がんの危険性を高めるため，プロゲステロンと併用して危険性を下げる。
　〔2〕スルホニル尿素薬は糖尿病治療薬であり，膵臓のB細胞のインスリン分泌を促進して血糖を低下させる。おもな副作用に，低血糖や無顆粒球症などがある。
　〔3〕サイロキシンは，人工的に合成したT4甲状腺ホルモン製剤であり，甲状腺機能低下症の治療に用いられる。成人では，おもな副作用に神経過敏や，動悸，頻脈などがある。
　〔4〕ビスホスフォネート製剤は骨粗鬆症治療の第一選択薬であり，破骨細胞の骨吸収を強力に抑制する。おもな副作用として低カルシウム血症がある。

〔問題5〕　正解：2
　ビタミンの欠乏はさまざまな障害をもたらすため，各種のビタミン製剤が補充療法に用いられる。
　〔1〕ビタミンAの欠乏は，夜盲症，眼球の乾燥，皮膚の角化・乾燥などをもたらす。〔2〕ビタミンB₁₂の欠乏は悪性貧血を，〔3〕ビタミンDの欠乏は骨粗鬆症やくる病をもたらす。〔4〕ビタミンEは，食品中に多く含まれるため，通常は欠乏症にならない。

10章　皮膚科用薬・眼科用薬・救急時使用薬・漢方薬　p.110～119

A──①表皮　②皮下　③弱酸性　④毛孔　⑤頸部　⑥内　⑦毛細血管　⑧かさぶた　⑨油脂性　⑩かさぶた　⑪水溶性　⑫滲出液　⑬水中油　⑭油中水　⑮密封　⑯亜鉛華　⑰リント　⑱弱い　⑲最も強力　⑳感染　㉑眼瞼　㉒皮膚　㉓免疫機能　㉔表在性真菌症　㉕内服　㉖血行障害　㉗体位変換　㉘抗菌　㉙促進　㉚促進

B──①結膜嚢　②涙液　③薬物相互　④1　⑤虹彩　⑥結膜　⑦涙嚢　⑧目頭　⑨全身循環　⑩冷暗所　⑪水性　⑫油性　⑬アレルギー　⑭結膜　⑮キノロン系　⑯角膜移植　⑰感染症　⑱上昇　⑲白内障　⑳角膜上皮　㉑アレルギー性結膜炎　㉒眼房水　㉓毛様体　㉔眼房水　㉕上昇　㉖視神経　㉗促進　㉘抑制　㉙アドレナリン　㉚コリン作動　㉛プロスタグランジン　㉜β遮断　㉝炭酸脱水酵素阻害　㉞気管支喘息　㉟散大　㊱瞳孔括約筋　㊲抗コリン作動　㊳アトロピン　㊴眼圧上昇　㊵水晶体　㊶結合

C──①気道　②呼吸　③循環　④血液循環量　⑤ドパミン　⑥アドレナリン　⑦ジアゼパム　⑧フェニトイン　⑨アドレナリン　⑩アミノフィリン　⑪チオペンタール　⑫D-マンニトール　⑬低血糖　⑭50％ブドウ糖液　⑮糖尿病性

⑯インスリン　⑰副腎皮質ステロイド　⑱プロスタグランジンE_1　⑲5%ブドウ糖液　⑳ドパミン　㉑炭酸水素ナトリウム　㉒ドパミン　㉓リドカイン　㉔頻脈性　㉕徐脈性　㉖硝酸薬　㉗モルヒネ　㉘活性炭　㉙炭酸水素ナトリウム　㉚塩化アンモニウム　㉛ニューキノロン系　㉜マクロライド系　㉝ニューキノロン系　㉞抗毒素血清　㉟局所刺激性　㊱中枢神経　㊲酵素反応　㊳乳酸リンゲル液　㊴亜硝酸アミル

D──①証　②生命反応　③闘病反応　④あたためる　⑤冷やす　⑥表層部　⑦深層部　⑧時間経過　⑨生薬　⑩方格　⑪小柴胡湯　⑫低カリウム　⑬エフェドリン

演習 11　看護師国家試験対策問題　p.120〜121

〔問題1〕　正解：2
　　皮膚の表面は弱酸性に保たれており，病原菌の侵入を防いでいる。

〔問題2〕　正解：1
　　油脂性軟膏は皮膚や創面の保護，かさぶたの軟化にすぐれ，皮膚への刺激性が少ない。紅斑・丘疹，びらん，潰瘍などに幅広く使用される。

〔問題3〕　正解：4
　　油性点眼薬は水性点眼薬をはじくので，水性を先に，油性はあとから点眼する。点眼後はまぶたを閉じて，目頭を軽く押さえると薬の効果を高めるとともに，全身への移行を少なくできるため副作用の危険性を抑制できる。

〔問題4〕　正解：1
　　アトロピンは抗コリン作動薬であり，散瞳作用によって隅角が狭くなり，眼圧上昇の危険性があるため，緑内障患者には禁忌である。

〔問題5〕　正解：3
　　薬物などによるアナフィラキシーショックに対しては，気道の確保とともに，心収縮と血流の改善を目的としてアドレナリンが用いられる。

〔問題6〕　正解：4
　　[4]食中毒をおこす菌には，サルモネラやカンピロバクターなどの毒素を産生しない菌と，腸管出血性大腸菌O157やボツリヌス菌などの毒素を産生する菌がある。
　　[1]セラチアは，日和見感染や院内感染の原因菌である。
　　[2]レジオネラは，ヒトには肺炎をおこすが，単なる発熱のみの場合もある。また，感染源は空調や加湿器などであることが多い。
　　[3]ヘリコバクター・ピロリの感染は胃炎を引きおこし，胃がんの危険因子である。

11章　消毒薬　p.122〜124

A──①病原微生物　②感染症　③すべて　④消毒薬　⑤結核菌　⑥芽胞

B──①殺菌スペクトル　②結核菌　③芽胞　④結核菌　⑤エンベロープ　⑥手指　⑦陽　⑧陰　⑨逆性石けん　⑩陰　⑪洗浄　⑫結核菌　⑬石けん　⑭陰　⑮陽　⑯速効　⑰結核菌　⑱ヨウ素　⑲核酸　⑳芽胞　㉑持続　㉒手指　㉓酵素　㉔芽胞　㉕医療用器具　㉖血液　㉗80　㉘芽胞　㉙速効　㉚イソプロパノール　㉛50〜70　㉜グルタラール　㉝凝固　㉞すべて　㉟内視鏡　㊱人体　㊲揮発　㊳刺激

C──①殺菌スペクトル　②環境　③0.1〜0.5　④7.5　⑤弱く　⑥残留物　⑦浸漬

演習 12　看護師国家試験対策問題　p.125

〔問題1〕　正解：2
　　グルタルアルデヒド（グルタラール）は，内視鏡などの消毒に用いられるが，人体にも有害であるため手指消毒には使用できない。

〔問題2〕　正解：3
　　[3]グルコン酸クロルヘキシジンは0.1〜0.5％の溶液が消毒薬として用いられる。
　　そのほかの選択肢の消毒薬については，[1]イソプロピルアルコールは50〜70％（vol％），[2]ポビドンヨードは7.5％，[4]塩化ベンザルコニウム（逆性石けん）は0.05％〜0.1％で用いられる。

〔問題3〕　正解：3
　　環境が血液で汚染された場合，細菌・ウイルス感染の危険性を抑制し，さらに床の消毒に適した方法を選ぶ必要がある。
　　[3]0.5％次亜塩素酸ナトリウムは，細菌やウイルスに対しても殺菌作用があり，床の消毒に用いられる。血液に対しては0.5〜0.6％溶液の使用が推奨されている。
　　[1]80％（vol％）エタノールは手指・皮膚の消毒に用いられる。[2]0.5％クロルヘキシジンは皮膚の消毒に加えて床の消毒にも用いられるが，ウイルスや芽胞には無効である。[4]10％ポビドンヨードは一般細菌・真菌・結核菌・ウイルスに対して効果があるが，皮膚や粘膜の消毒がおもな用途である。

〔問題4〕　正解：4
　　逆性石けんは，陽電荷を持つ第四級アンモニウム塩が主成分である。陰電荷を持つ通常の石けんと併用すると殺菌効果が低下するため，併用してはいけない。

11章　消毒薬：解答　11

〔問題 5〕 正解：1
　栄養型細菌とは，増殖ができる通常状態の菌をいう。一般的に，消毒薬に対する抵抗性は「一般細菌・酵母様真菌＜糸状真菌＜結核菌・ウイルス＜芽胞」の順に高くなる。